Estiramientos

50+

Estiramientos

50+

Un programa de ejercicios
para incrementar la flexibilidad, evitar lesiones
y disfrutar de una vida activa

Dr. Karl Knopf

Grijalbo

Papel certificado por el Forest Stewardship Council®

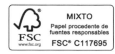

Título original: *Stretching for 50+*

Primera edición: abril de 2018

© 2018, Karl Knopf
© 2018, Penguin Random House Grupo Editorial, S. A. U.
Travessera de Gràcia, 47-49. 08021 Barcelona
© 2018, Pilar Alba Navarro, por la traducción

Créditos de imágenes: © 2018, Rapt Productions, por las fotografías, excepto las indicadas más abajo.
© 2018, Robert Holmes, por las fotografías de las páginas 18, 19 (parte superior), 20, 29, 55-56,
58, 60-62, 64-65, 67-68, 72, 74-75, 77-80, 83-87, 88 (ejercicio principal), 95-96, 98-101,
104, 107-108, 111, 113-114, 119, 121, 125, 128, 130-131, 133-134, 137
© 2018, photobank.kiev.ua/shutterstock.com, por la imagen de la página 25
© 2018, kurhan/shutterstock.com, por la fotografía de la cubierta

Diseño de la cubierta: what!design @ whatweb.com
Maquetación: Jack Flaherty
Modelos: Vivian Gunderson, Jack Holleman, Michael o'Meara, Phyllis Ritchie, Toni Silver
Fotocomposición: Gama, S.L.

Printed in Spain - Impreso en España

ISBN: 978-84-16895-49-6
Depósito legal: B-2983-2018

Impreso en Gómez Aparicio, S.A.
Casarrubuelos, Madrid

DO 95496

Penguin
Random House
Grupo Editorial

Índice

PANTORRILLAS, PIES Y TOBILLOS

RELAJACIÓN DE TODO EL CUERPO

PRIMERA PARTE

Para empezar

Introducción

El secreto de llevar bien la edad está en mantener un cuerpo y una mente flexibles.

Este libro está dedicado a las personas que saben que la salud y el buen estado físico no se logran por casualidad, sino manteniéndose activas y llevando una vida lo más sana posible. Las decisiones que tomamos a diario, como comer bien y realizar ejercicio físico, son la base de una vida satisfactoria. Una norma simple para envejecer con salud es la regla de 80/20, es decir, hacer cosas saludables y positivas al menos un 80 por ciento del tiempo.

La mayoría de los que pasamos de los 50 aprendimos una serie de reglas obsoletas que pueden causar más daño que beneficio, como el paradigma de que «más es mejor», que a muchos nos ha llevado a excedernos. La intención de este libro es ayudarte a que hagas ejercicio con inteligencia, no a base de esfuerzo.

En los años setenta triunfó el aeróbic; en los noventa, muchos empezamos a entrenar con pesas. Por desgracia, en esa época descuidamos un aspecto importante de la forma física, la flexibilidad. Incluso ahora solemos ser poco conscientes de su importancia hasta que nos lesionamos o el fisioterapeuta nos muestra nuestros desequilibrios musculares (debido a, por ejemplo, una mala postura), que se manifiestan como dolor crónico en el cuello o la zona lumbar. Si quieres mantenerte en forma, practica treinta minutos de ejercicio aeróbico cinco días a la semana, haz entrenamiento de fuerza dos o tres días y estírate a diario.

A menudo veo estudiantes que no son conscientes de la importancia de trabajar la flexibilidad hasta que es demasiado tarde. Adoptan posturas encorvadas y llevan la cabeza hacia adelante, lo que hace que parezcan y se sientan mayores de lo que son. Es curioso que la gente opte por la cirugía plástica mientras mantienen esas posturas de ancianos. Si se actúa a tiempo, la mayoría de las posturas pueden corregirse con la práctica regular de ejercicio. Casi todo lo que empeora con la edad puede mejorar con un entrenamiento adecuado.

Este libro no contiene reglas estrictas ni rápidas. La única regla es aprender a escuchar al cuerpo. El objetivo es enseñarte a dirigir tu atención hacia dentro y sentir lo que es mejor para ti. Además encontrarás respuestas a preguntas frecuentes sobre los estiramientos. ¡Nadie conoce tu cuerpo mejor que tú! Eres el capitán de tu barco y todos los demás son miembros de tu equipo de fitness. Nunca dejes que nadie te «dé órdenes».

Si la conexión entre tu cerebro y tu musculatura es buena, te moverás con facilidad y comodidad. Los músculos contraídos tienden a reducir la amplitud del movimiento, lo que puede afectar a todas tus actividades, desde un saque de tenis hasta las tareas cotidianas. Un programa sistemático para entrenar la flexibilidad puede ayudar a deshacer las tensiones musculares que causan dolor crónico y a favorecer una mejor postura funcional. Practicar a diario ejercicios de flexibilidad te ayudará a moverte con fluidez y gracia.

Según la Academia Americana de Cirujanos Ortopédicos (AACO), un programa de estiramientos puede aportar los siguientes beneficios:

- Reducir el dolor de espalda
- Mejorar la circulación sanguínea
- Aumentar la movilidad articular
- Favorecer una función muscular eficiente
- Propiciar una postura saludable

Para obtener el máximo beneficio, ten en cuenta las siguientes recomendaciones a medida que vas experimentado los cambios de la edad:

- Estira lo que esté contraído y fortalece lo que esté laxo.
- Trabaja la parte frontal tanto como la parte posterior.
- Haz en el lado izquierdo lo mismo que en el derecho.

Recuerda que tú tienes la llave de tu bienestar. Crea la vida que deseas. ¡Nunca es demasiado tarde para sentirse bien! A menudo, al ir cumpliendo años empezamos a pensar que somos demasiado mayores para permanecer activos. ¡Pero no es cierto! La clave para envejecer felices es modificar lo que puedas cambiar y aceptar lo que no puedas. Intenta remodelarte a diario; tu presente determinará tu futuro. Con esta actitud seguirás evolucionando en lugar de ir físicamente a menos.

Flexibilidad y edad

Las tres cualidades que ayudan a envejecer de manera positiva son la fortaleza, la flexibilidad y el sentido del humor.

¿Alguna vez te has sentido agarrotado al despertar o te ha parecido que la distancia hasta los cordones de tus zapatos había aumentado o que necesitabas ayuda para subirte la cremallera del vestido? Estos son indicios de que tu flexibilidad está disminuyendo.

Agarra la piel del dorso de la mano y sostenla un momento. ¿Desciende como siempre al soltarla? Al hacernos mayores, perdemos elasticidad en la piel y el tejido conectivo.

La flexibilidad disminuye a causa de muchos factores, como los desequilibrios entre los músculos agonistas y antagonistas. El funcionamiento correcto del sistema neuromuscular se basa en la interrelación de los músculos y los tendones, así como en una buena alineación ósea. Una lesión o un uso indebido o excesivo de un músculo pueden alterar este delicado equilibrio, dando lugar a un ciclo de inflamación, calambres y contracturas que genere un acortamiento adaptativo de los músculos. Mantener una alineación incorrecta a menudo de un conjunto de músculos sin el contrapeso del uso del grupo muscular opuesto puede derivar en malas posturas y dolor crónico. Un ejemplo sería una persona que levanta pesas y hace ejercicios pectorales pero no lo compensa con estiramientos de la zona dorsal de la espalda y el pecho; esto la llevará a encorvarse.

La clave para envejecer bien está en mantener el equilibrio adecuado entre fuerza y flexibilidad en la zona de cada articulación. Sin embargo, muy a menudo, debido a los deportes y las actividades cotidianas, los músculos contraídos se tensan más y los laxos se debilitan más.

Por ello es esencial trabajar diariamente la flexibilidad. Una buena regla que seguir es estirar lo que está contraído y fortalecer lo que está laxo.

Las diferencias en las capacidades físicas aumentan con la edad. Pese a que no hay dos personas iguales en la manera de envejecer, la mayoría perdemos elasticidad cutánea y del tejido conectivo cada década que pasa. A los 60 o 70 años, sin una rutina de flexibilidad adecuada, habremos perdido hasta un 50 por ciento de la amplitud de movimiento normal.

Recuerda: Casi todo lo que empeora con la edad puede mejorar con el ejercicio y con estiramientos adecuados.

Beneficios de estirarse

Las limitaciones en la flexibilidad más comunes que se observan con la edad se deben a secuelas de lesiones, artrosis o efectos secundarios de terapias contra el cáncer. Si has sufrido alguno de estos problemas, la buena noticia es que la flexibilidad se puede recuperar. A pesar de que es mejor mantener la flexibilidad antes de que la pérdida de movilidad se convierta en un mal crónico, nunca es demasiado tarde para empezar.

Un buen programa de estiramientos te ayudará a aliviar la tensión muscular y el dolor, además de reducir el riesgo de lesiones. Estirándote unos pocos minutos al día, podrás prevenir traumatismos de tejidos blandos, tensiones musculares y lesiones de ligamentos.

La flexibilidad también favorece la conciencia corporal y una postura juvenil, lo que lleva a una mejor conexión entre la mente y el cuerpo. Si la relación entre la mente y los músculos es buena, las articulaciones tendrán mayor capacidad para moverse dentro de sus posibilidades naturales. Y cuanto más eficientes sean tus movimientos, más fácilmente podrás realizar las tareas cotidianas.

Si los músculos están demasiado contraídos pueden impedir el movimiento completo de una articulación. Cuando están flexibles, las articulaciones pueden adoptar su alineación biomecánica original. Al mejorar la flexibilidad, mejora todo lo demás, desde la capacidad de moverse y la postura hasta la capacidad de respirar plenamente. Es más fácil restaurar la flexibilidad deficiente y el movimiento articular limitado si se tratan a tiempo, antes de que se hagan crónicos. Cuanto más tiempo se mantenga la falta de flexibilidad, más difícil será recuperarla y más probable que se vuelva permanente.

Es fácil entender por qué el entrenamiento de flexibilidad no se valora. A diferencia del entrenamiento cardiovascular, que mejora la función cardiaca y ayuda a perder peso, o el de fuerza, que mejora el aspecto, aumenta la densidad ósea y hasta puede mejorar la aptitud funcional, los estiramientos parecen solo un trámite de poca repercusión. Pero aunque estos no puedan reducir los riesgos para la salud a largo plazo, mejoran la postura y la calidad de vida. De hecho, la AACO recomienda que a cualquier edad se practique a diario ejercicios de flexibilidad, como yoga, Pilates y estiramientos básicos.

Un programa de flexibilidad bien diseñado puede mejorar los siguientes trastornos:

- Artrosis
- Deterioro de la movilidad
- Secuelas de lesiones
- Efectos secundarios de las terapias contra el cáncer
- Síndrome del dolor crónico
- Fibromialgia

Si sufres alguna de estas afecciones y estás buscando un enfoque holístico para reducir el dolor, un entrenamiento diario de flexibilidad puede ser la solución.

¿Qué es la flexibilidad?

La flexibilidad es la amplitud de movimiento alrededor de una articulación y es específica de cada una de ellas. Cuanto mayor es tu capacidad para moverte sin dolor ni esfuerzo, más flexible eres. Entre los muchos factores de los que depende la flexibilidad, hay dos en los que poco podrás influir: el sexo (las mujeres tienden a ser más flexibles que los hombres) y la anatomía (la forma de los huesos y las articulaciones). Pero podemos mejorar la flexibilidad de manera notable si nos estiramos con regularidad, y este libro te ayudará a ello.

Algunos tipos de actividad física hacen que los músculos se tensen. En general, cuanto más musculosa es una persona, menos flexible es. Si determinados músculos se utilizan una y otra vez, se vuelven más rígidos. Con frecuencia, en el trabajo o incluso en actividades recreativas, usamos el cuerpo de manera indebida, abusamos de él o lo forzamos, lo que puede provocar lesiones en los tejidos blandos o artrosis. Joseph Pilates, el creador del método Pilates, dijo: «Cuanto más se robustecen los músculos fuertes, más se debilitan los débiles». Este desequilibrio nos predispone a lesionarnos y, por ello, es tan importante estirarse. Trabajar en exceso los músculos sin estirarnos nos volverá rígidos, pero ser demasiado sedentarios puede tener también la misma consecuencia.

¿Por qué es esencial trabajar la flexibilidad?

La flexibilidad se considera un aspecto importante de cualquier programa completo de fitness. Por desgracia, muchas personas descuidan esta parte del trabajo corporal para centrarse en el entrenamiento aeróbico y de fuerza. A menudo, si se estiran, solo realizan una serie rápida de flexiones de tronco o torsiones con rebote, que lamentablemente, como veremos, pueden causar más daño que beneficio.

Al hacernos mayores, es de suma importancia seguir siendo autónomos en cuanto a la movilidad funcional. La capacidad de realizar actividades cotidianas sin lesionarse depende de la flexibilidad de los músculos y las articulaciones. Una flexibilidad adecuada influye en gran medida en cómo nos mantenemos de pie, en cómo andamos e incluso en el equilibrio. Una de las claves para envejecer de forma saludable es el equilibrio en sus diversas manifestaciones. Esto incluye una mente equilibrada gracias a estímulos intelectuales, un centro de gravedad equilibrado para evitar las caídas y una musculatura equilibrada mediante el fortalecimiento de los músculos débiles y el estiramiento de los músculos tensos.

La *Guía para favorecer el envejecimiento activo en prevención primaria*, publicada por el Departamento de Salud de Sudáfrica, describe que la rigidez en una articulación puede causar limitaciones funcionales, como pasos más cortos y una espalda encorvada. La falta de flexibilidad puede dificultar actividades cotidianas como atarse los zapatos o subirse la cremallera de un vestido. Signos como estos, que delatan una disminución de la flexibilidad, nos avisan de la necesidad de iniciar un programa adecuado de estiramientos.

En la mayoría de las articulaciones, la flexibilidad parece alcanzar su máximo potencial hacia los 25 años en los hombres y entre los 25 y los 30 años en las mujeres. Una rutina de entrenamiento que incluya ejercicios de flexibilidad practicada desde la juventud puede ser un plan de jubilación para el bienestar más adelante en la vida. Aunque la flexibilidad se reduce con la edad, los estudios han demostrado que las personas que siguen un programa de estiramientos a lo largo del tiempo pueden retrasar o incluso revertir esta degeneración. La mayoría de los expertos están de acuerdo con que la pérdida de flexibilidad no tiene tanto que ver con el envejecimiento como con la forma en que vivimos y tratamos nuestros cuerpos. Lo que hacemos determina nuestro estado.

¿Qué condiciona la flexibilidad muscular?

Un músculo tiene cualidades elásticas y no elásticas. En su aspecto elástico, es como un muelle que se elonga y luego recupera su longitud previa. Así, un estiramiento sostenido permite que el músculo y los tendones se alarguen poco a poco. Con el tiempo, se producen cambios biológicos que permiten mayor flexibilidad en la unidad músculo-tendón.

Hay muchos factores que influyen en la flexibilidad, entre los que se incluyen los siguientes:

Tipo de articulación. Las articulaciones formadas por una esfera en una cavidad, como el hombro, son más flexibles que las articulaciones en bisagra, como la rodilla.

Edad. Al envejecer las personas pierden elasticidad en el tejido conectivo y los músculos.

Sexo. Las mujeres tienden a ser más flexibles que los hombres a una edad similar.

Actividad física. Las personas que practican un programa integral de ejercicios son más flexibles que las sedentarias. Esto puede no ocurrir en personas que entrenan excesivamente descuidando el componente de la flexibilidad.

Temperatura. Cuando aumenta la temperatura corporal o la temperatura externa, mejora la amplitud del movimiento.

Embarazo. En el embarazo, la región pélvica y los ligamentos se vuelven más relajados.

Lesiones. Las lesiones en una zona pueden afectar la cadena cinética por encima y por debajo de ella, lo que puede tener un efecto negativo en la flexibilidad.

Especificidad de la flexibilidad

La flexibilidad es específica de cada articulación. Por desgracia, hacer un estiramiento para los isquiotibiales no relajará la zona del hombro. Otra mala noticia es que los beneficios de estirarse son de corta duración. Por ello, es necesario comprometerse a realizar un programa de estiramientos a largo plazo. Es esencial que exista un equilibrio adecuado entre los músculos antagonistas y agonistas. Un músculo demasiado laxo puede ser tan malo como uno demasiado contraído. Lo que debe recordarse es que será necesario practicar con constancia un programa de estiramientos equilibrados, lentos y estables.

Escuchar al cuerpo

A medida que nos hacemos mayores, nuestros cuerpos se recuperan más lentamente de las actividades físicas. Piensa en tu cuerpo como un coche *vintage* bien mantenido, que puede funcionar tan bien como un deportivo más moderno pero precisa más cuidados. Tarda un poco más de tiempo en calentarse y requiere una puesta a punto más a menudo. Así son nuestros cuerpos después de los 50.

Al estirarte, muévete conscientemente, mantén una buena postura y escucha tu cuerpo, sobre todo en la zona del cuello, la espalda, los hombros y las rodillas. Durante el calentamiento, recorre tu cuerpo con tu atención y escucha qué te dice. Si te crujen las articulaciones, no lo ignores. Si los chasquidos, crujidos y crepitaciones se vuelven más fuertes o te causan dolor, consulta a un médico antes de que se conviertan en problemas reales. Como con un coche *vintage*, siempre es más sensato y económico realizar un mantenimiento preventivo que esperar a hacer una reparación importante; asimismo, la terapia física es más barata que la cirugía. Además, recuerda esta regla: dos horas después de hacer ejercicio no deberías sentirse peor que antes. Si eso sucede, vuelve a evaluar lo que estás haciendo.

La postura correcta

Para prevenir lesiones y desequilibrios musculares es esencial tener una postura adecuada. Así es como debes colocarte cuando estés de pie:

- Reparte el peso del cuerpo entre las almohadillas y los talones de los pies.
- Adelanta el coxis hacia las piernas, como si estuvieras descansando en el borde de un taburete.

- Procura que la distancia entre el ombligo y el pecho sea lo más larga posible.
- Lleva el ombligo hacia dentro.
- Imagina que tienes una manzana bajo la barbilla.

Visto desde un lado, tus orejas, hombros y caderas deberían estar en el mismo plano. Una imagen mental que ayuda a mis alumnos es pensar que son un tubo de pasta de dientes, de modo que las fuerzas ejercidas desde todos los lados los mantienen erguidos.

Cuando estés sentado, mantén las orejas alineadas con los hombros y los hombros alineados con las caderas; las rodillas deberían estar alineadas con los tobillos.

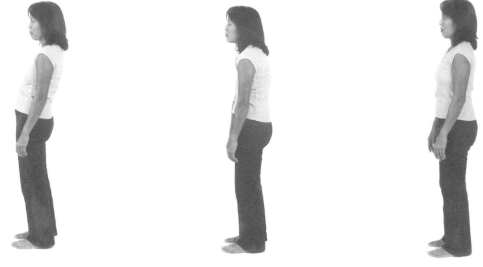

Hiperextensión de espalda   Postura encorvada   Postura correcta

El cuello

Un excelente consejo de los entrenamientos de fitness es «no estires el cuello como una tortuga». El cuello es muy frágil y los movimientos demasiado rápidos o demasiado enérgicos pueden provocar problemas serios. Nunca «calientes» el cuello girando deprisa la cabeza. Evita describir círculos completos con el cuello, pues podrían lesionarse los ligamentos de sostén y producirse pinzamientos de nervios. También debes evitar la hiperflexión, si fuerzas el mentón en dirección hacia el pecho, así como la hiperextensión, cuando arqueas el cuello demasiado hacia atrás. Los movimientos de extensión del cuello también podrían presionar las arterias, lo que puede elevar la presión arterial y constreñir el flujo sanguíneo que va al cerebro. Algunas mujeres han sufrido derrames cerebrales por echar la cabeza hacia atrás al lavarse el pelo en la peluquería, de ahí el llamado «síndrome del salón de belleza». Los ejercicios de este libro te mostrarán maneras seguras de aumentar la flexibilidad del cuello.

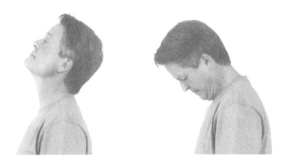

La hiperextensión (izquierda) o la hiperflexión (derecha)
provocan demasiada presión en las arterias del cuello.

Zona lumbar de la espalda

La mayoría de las personas sufren dolor de espalda en algún momento en su vida. Al estirarse, es esencial proteger la espalda. La zona lumbar debe mantenerse siempre estable. Todos los ejercicios para la espalda deben realizarse de manera lenta y controlada, y si sientes incomodidad, detente. Nunca hagas estiramientos en los que te inclines hacia delante y rotes al mismo tiempo; por ejemplo, las flexiones de tronco con torsiones son un gran error. Evita también doblarte por la cintura hacia atrás, como en el ejercicio de yoga en el que se levantan las manos por encima de la cabeza y se mira hacia arriba. Girar el tronco de manera brusca no es conveniente, porque la torsión puede provocar tensión en la zona lumbar. También ten cuidado cuando te inclines hacia los lados con fuerza o rapidez. Si estás sentado en el suelo con las piernas estiradas y te inclinas hacia delante, mantén la espalda plana.

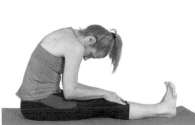

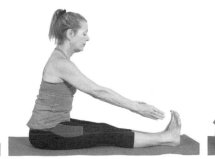

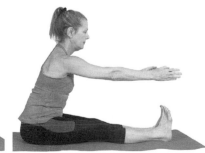

Postura incorrecta: la espalda está demasiado redondeada.

Postura algo mejor: la espalda está plana, pero los brazos deberían estar paralelos al suelo.

Mejor postura: forma adecuada de inclinarse hacia los pies.

Hombros

Los problemas de hombros son cada vez más frecuentes después de los 50 años. Ten cuidado al llevar los brazos por encima de la cabeza y controla siempre cualquier movimiento que requiera que eleves los brazos más allá de la altura de los hombros. Relaja los hombros y no los encojas cuando hagas ejercicios de brazos. También intenta mantener los dos omóplatos cerca cuando hagas movimientos de brazos. Si los hombros están tensos, no arquees la espalda para compensar la rigidez.

Rodillas

Las rodillas están diseñadas para doblarse y extenderse; cualquier otro movimiento supone una amenaza para ellas. Las rodillas deben apuntar en la misma dirección que la punta de los pies. Al hacer estiramientos, mantenlas «sueltas», es decir, ligeramente flexionadas.

Evita cualquier movimiento que haga que tus rodillas roten y nunca gires el cuerpo mientras los pies están fijos en el suelo. Cuando estires las piernas, evita siempre la hiperextensión. No hagas estiramientos del muslo como el del «corredor de vallas», que obligan a las rodillas a flexionarse demasiado. Al forzar las rodillas de este modo, se estiran los ligamentos en exceso y la articulación puede volverse inestable. Evita las flexiones profundas de las rodillas y no te agaches por debajo de la altura en que los muslos quedan paralelos al suelo. Por último, no permitas que la rodilla se extienda sobrepasando la punta de los pies.

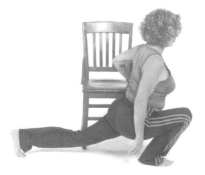

Incorrecto: el muslo no está paralelo al suelo y la rodilla se extiende más allá de los dedos de los pies.

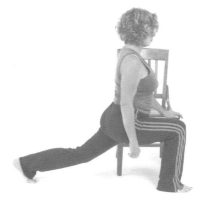

Correcto: el muslo está paralelo al suelo y la rodilla está alineada con el tobillo.

Doce consejos para estirarse sin riesgos

1. Nunca gires el cuerpo rápidamente mientras los pies están fijos en el suelo.

2. No hagas estiramientos que requieran hiperextender o bloquear las rodillas.

3. Evita estiramientos incómodos del muslo como el del «corredor de vallas», que provocan demasiada torsión en la zona de la rodilla.

4. No realices movimientos que obliguen a la rodilla a hiperflexionarse ni a doblarse demasiado, como las sentadillas completas. Esto provoca el estiramiento excesivo de los tendones y la articulación puede volverse inestable a la larga.

5. Evita los ejercicios de cuello que fuercen al máximo las vértebras o que deban realizarse con rapidez.

6. Avanza siempre poco a poco y con delicadeza.

7. Elige estiramientos que te resulten agradables. No todos son buenos para ti.

8. En las dos horas siguientes a una sesión de estiramientos no deberías sentirte peor.

9. Haz de tu sesión de estiramientos una experiencia integradora del cuerpo y la mente. Escucha al cuerpo y cultiva su sabiduría. Dirige la atención hacia dentro, evitando las distracciones externas. Cuando la mente se relaja, a menudo se relajan también los músculos.

10. Si algo te duele, detente enseguida. Consulta a tu médico si sientes un dolor continuo o no habitual.

11. Calienta siempre el cuerpo antes de estirarte.

12. Eres alguien especial, así que trátate como tal. No compitas ni te compares con otros.

Cómo estirarse

La estructura se adapta a la función: te conviertes en aquello que haces.

Somos lo que hacemos; así que, si te estiras, puedes volverte más flexible.

Las personas activas se centran con gran frecuencia en desarrollar los músculos, en mejorar la capacidad aeróbica o el rendimiento deportivo, pero descuidan aspectos sutiles del estado físico como la flexibilidad. Fortalecer un grupo de músculos sin estirarlos provoca a menudo que la zona se vuelva menos flexible y el cuerpo pierda su alineación.

El entrenamiento de flexibilidad tiene como objetivo mejorar la movilidad funcional en una serie de articulaciones. Es un elemento importante de un programa completo de fitness. Sin embargo, las técnicas de estiramiento inadecuadas pueden ser peligrosas.

Al estirarte, avanza siempre poco a poco y con suavidad. Eres único, así que no compitas con nadie, ni siquiera contigo mismo. Algunos días estarás flexible y otros días, rígido como una tabla; respétalo y tenlo en cuenta al estirarte. Si llevas a cabo un programa de estiramientos, evalúa siempre los beneficios de cada ejercicio frente a los riesgos. No todos los ejercicios son adecuados para todo el mundo. Imagina los estiramientos de este libro como un menú y elige los que sientas que son buenos para ti. Dos horas después de estirarte, no deberías sentirte peor que al empezar. Si algo te duele, para inmediatamente; consulta a tu médico si sientes un dolor continuo o inusual.

Sé consciente de tus movimientos. Pasa lentamente de estar tumbado a sentarte o a ponerte de pie; no sobreestimes la capacidad de tu cuerpo para hacer ejercicio. Sin embargo, tampoco la subestimes. Recuerda que el cuerpo está hecho para moverse, pero permítele adaptarse al movimiento de manera lenta y gradual.

¿Cuáles son los tipos básicos de estiramientos?

Hay dos tipos básicos de estiramientos. Los estiramientos balísticos o de rebote suelen ser controvertidos. Las investigaciones indican que los rebotes no aumentan la flexibilidad, sino que pueden hacer que el músculo se contraiga y se acorte, lo que podría provocar tensiones o microdesgarros en las fibras musculares. Los estiramientos estáticos, mantenidos durante un periodo más largo, se consideran más seguros y eficaces.

Recuerda estirar los grupos de músculos opuestos por igual para mantener el cuerpo equilibrado. El movimiento del cuerpo se basa en músculos opuestos. Por ejemplo, tienes un músculo para acercar la mano a la boca y otro que la mueve en la dirección contraria. Así que si realizas una actividad que lleva los hombros hacia delante, haz un estiramiento que abra la región torácica para compensarlo. Estira los músculos contraídos y fortalece los débiles.

¿Cómo se debe respirar al estirarse?

Respira profundamente mientras te estiras. A menudo olvidamos la importancia de la respiración en la salud. ¡Recuerda cómo utilizan las mujeres la respiración en el parto!

En general, respiramos de manera superficial en vez de realizar respiraciones completas. Aprende a inspirar de manera lenta y profunda por la nariz y espira despacio por la boca. Sabrás que estás respirando bien si tu vientre se expande. Imita el modo de respirar de un bebé. Si tus costillas se expanden, no estás usando los músculos adecuados para respirar.

La respiración mejora totalmente la calidad de un estiramiento. Un método eficaz para estirar un músculo contraído es inspirar primero y luego espirar al estirarse. Si tienes alguna tensión muscular, intenta llegar hasta una posición cómoda y mantenla un momento mientras respiras hondo; luego espira y trata de ir más lejos. Eso se conoce como el método de «mantener/relajar».

¿Cuánto tiempo debe mantenerse un estiramiento?

La mayoría de los expertos del Colegio Americano de Medicina del Deporte (CAMD) opinan que lo ideal es mantener un estiramiento durante 30 segundos. Tras calentar los músculos, intenta realizar cada estiramiento de dos a cinco veces y llegar poco a poco a mantener el estiramiento entre 15 y 30 segundos. Comienza con lo que seas capaz de hacer. Si solo puedes aguantar 5 segundos, está bien. Si te sientes bien manteniendo el estiramiento 30 segundos, intenta progresar hasta 1 minuto. Cuando te sientas totalmente cómodo con un estiramiento, proponte el reto de aguantar más o llegar más lejos.

Ten en cuenta que mantener un estiramiento durante 15 segundos proporciona mejores resultados que hacerlo durante 5, y que 30 segundos es mejor que 15. Algunos estudios recientes indican que prolongar un estiramiento 1 minuto o más no aporta una mejora significativa del resultado, aunque tampoco es perjudicial. No hay una regla universal sobre cuánto tiempo mantener un estiramiento, así que escucha a tu cuerpo. Intenta aguantar entre 30 segundos y 1 minuto, pero sé realista. Hacer un estiramiento de 5 a 10 segundos varias veces al día es mejor que nada. Estirarse un poco es mejor que no estirarse.

Nunca mantengas un estiramiento hasta el punto de sentir dolor. Lo ideal es ajustar la posición hasta encontrar la más cómoda. Si durante tres meses no has hecho estiramientos de manera periódica, empieza aguantando el estiramiento entre 5 y 30 segundos. Recuerda que mientras tanto no debes contener la respiración. En resumen, escucha siempre a tu cuerpo y evita el dolor.

¿Por qué es importante el calentamiento?

Imagina que tus músculos son como un chicle. Un chicle frío sería difícil de estirar y podría romperse. Lo mismo le sucedería a tus músculos. Ahora imagina que estiras un chicle caliente: se ha vuelto elástico y es fácil estirarlo. Tus músculos responden de manera similar. Si intentas estirar un músculo frío, corres un riesgo mayor de lesionarte; por ello, siempre debes aumentar la temperatura de los músculos antes de estirarlos. Es una buena idea darse un baño caliente o realizar una actividad ligera previamente. Dedica un rato a calentar y luego haz los estiramientos; tu cuerpo te lo agradecerá. Y si solo puedes encontrar tiempo para estirarte de vez en cuando durante el día, elige para ello los momentos en los que el cuerpo esté más flexible.

Mientras te calientas, percibe cómo están las distintas partes de tu cuerpo. Escúchalo y haz caso de su sabiduría. Procura que en la experiencia de estirarte participen la mente y el cuerpo. Dirige la atención a tu interior y relájate de forma consciente. Si tu mente está tensa, será difícil que relajes el cuerpo. A algunas personas les gusta escuchar música suave para relajarse mientras se estiran.

Estirarse de forma segura y eficaz

Primero calienta el cuerpo. Para lubricar la articulación, aumentar la circulación de la zona y preparar el músculo para moverse, realiza lentamente estiramientos activos de calentamiento. Estos deben realizarse en un rango de movimiento sin dolor, como parte del calentamiento térmico y tras el ejercicio. Si en los últimos tres meses no has realizado estiramientos con regularidad, empieza haciendo de 3 a 5 repeticiones. Si esto es demasiado fácil, intenta hacer entre 5 y 10 repeticiones; si eres es muy flexible y no tienes problemas articulares, prueba entre 10 y 15 repeticiones.

Los estiramientos pasivos o estáticos suelen hacerse cuando el cuerpo está caliente, ya sea después de un calentamiento térmico o de una sesión de ejercicio. Intenta mantenerlos entre 15 y 30 segundos. El CAMD recomienda que cada estiramiento se realice de 2 o 4 veces. También se pueden mantener más tiempo y hacer menos repeticiones.

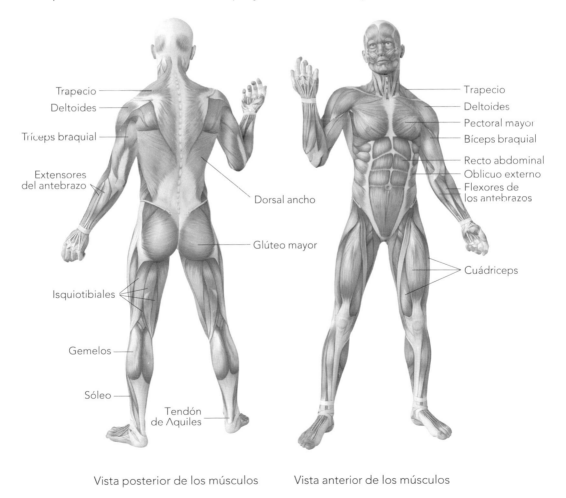

Trapecio
Deltoides
Tríceps braquial
Extensores del antebrazo
Dorsal ancho
Glúteo mayor
Isquiotibiales
Gemelos
Sóleo
Tendón de Aquiles

Trapecio
Deltoides
Pectoral mayor
Bíceps braquial
Recto abdominal
Oblicuo externo
Flexores de los antebrazos
Cuádriceps

Vista posterior de los músculos   Vista anterior de los músculos

Aunque cada persona es diferente, el CAMD recomienda estirarse un mínimo de dos o tres días a la semana y, para mejores resultados, de cinco a siete días. Lo ideal es incorporar los estiramientos a una rutina diaria, como el momento de ducharnos o ver un rato la televisión. Cuanto más rígido estés, más a menudo deberías estirarte.

En cuanto a qué partes estirar, lo ideal sería una rutina para todo el cuerpo. Empieza centrándote en las zonas más tensas o problemáticas. En la mayoría de las personas, estas son el pecho, los hombros, la parte posterior de las piernas y la zona lumbar de la espalda. (En el capítulo *Evaluación de la flexibilidad,* que empiezan en la página 31, se recomienda encarecidamente realizar una evaluación general para identificar las zonas laxas y las tensas). Como se ha mencionado antes, el cuerpo humano está compuesto por músculos opuestos, los llamados agonistas y antagonistas. Una regla general es estirar los grupos musculares opuestos por igual para mantener el cuerpo equilibrado. La ilustración de la página 25 te ayudará a localizar esos grupos musculares.

Al estirarte, piensa en términos prácticos. Estira las articulaciones que necesitas en la vida cotidiana. Por ejemplo, unos hombros flexibles te ayudarán a llegar con facilidad a una estantería alta. No tienes que ser contorsionista, pero sí realizar tus actividades de manera cómoda. ¡Mantente dentro de tu zona de confort y no fuerces nunca un movimiento!

Recuerda, estira lo que esté tenso y fortalece lo que esté laxo. Por ejemplo, si haces un ejercicio que contrae los pectorales, dedica tiempo a estirarlos. Como se señaló antes, la flexibilidad es específica de cada articulación. Luego intenta estirar todas las articulaciones principales del cuerpo, con especial atención a las zonas tensas.

Estírate correctamente para evitar lesiones. Es más seguro y eficaz ir despacio; los estiramientos mantenidos son mejores que los rápidos o de rebote. Si te sientes un poco mareado al estirarte, incorpórate lentamente para sentarte o ponerte de pie. No sobreestimes la capacidad del cuerpo. Deja que se adapte de forma lenta y gradual.

¡Motívate!

Cuanto más te resistes a estirarte, más necesitas esforzarte y animarte para cuidar tu salud. Las excusas más comunes para no comprometerse con un programa de estiramientos son la falta de tiempo y el miedo a fracasar. Sin embargo, todos disponemos de 24 horas al día. La clave para el éxito es la manera de usar esas 24 horas. Los estiramientos pueden hacerse en la cama, frente al televisor o en el trabajo.

Fijar objetivos: apuntar a lo ideal siendo realistas

Un plan de estiramientos sin metas ni objetivos es como viajar en coche sin un mapa. Aunque puede ser agradable no tener un plan, podrías no llegar al destino deseado. Si quieres lograr algo con respecto a la flexibilidad, es necesario que te propongas metas.

Quizá en este momento te sientas motivado para iniciar un plan de estiramientos. Pero, por desgracia, la mayor parte de la gente pierde pronto la determinación del inicio. La mayoría de los expertos coinciden en que se necesitan de sesenta a noventa días para desarrollar un hábito y unas diez mil horas para dominar una habilidad nueva. Así que sé paciente contigo mismo a medida que desarrollas el hábito de estirarte de forma saludable. Para recoger los frutos de un plan de estiramientos hace falta un compromiso a largo plazo. Proponerse grandes objetivos suena estupendo, pero a menudo acaba en frustración. Es mejor empezar fijándose objetivos alcanzables a corto plazo.

¡Lo que haces hoy determina cómo te sentirás mañana!
No hay nada que propicie más el éxito que el propio éxito.

Métodos para fomentar la motivación

Iniciar un programa de estiramientos es fácil, lo difícil es perseverar. Realizar estiramientos cada día puede ser pesado para la mayoría de la gente y un tormento para los que somos poco flexibles. Sin embargo, con el tiempo debería volverse más fácil. Es como usar el hilo dental: sabes que es bueno para la dentadura y es fácil usarlo, pero es mucho más fácil no hacerlo. Los siguientes consejos te ayudarán a mantenerte motivado y a cumplir tus objetivos.

Apunta a lo ideal, pero sé realista. Un objetivo ideal podría ser: «Haré el programa de flexibilidad general de este libro todos los días». Un objetivo realista sería: «Haré la rutina para estirarse al despertar (página 38) tres días a la semana». No todo el mundo se sentirá motivado a «volverse de goma» después de leer este libro. El propósito es animarte a que saques el mejor partido de ti mismo. Los progresos que veas serán tu motivación.

Introduce algún estiramiento como parte de tus rutinas diarias. Estira las pantorrillas mientras te cepillas los dientes, haz un estiramiento de piernas cruzadas mientras estás sentado en una reunión o el de la cremallera al rascarte la espalda.

Crea un equipo de apoyo. Rodéate de gente que te anime. Hasta los futbolistas famosos tienen un equipo que los apoya formado por entrenadores y fans.

Idea un sistema de recompensas. A todos nos gustan las recompensas, así que ¡prémiate! Esto es algo esencial a medida que progresas. Fíjate metas alcanzables. Si logras estirarte todos los días durante un mes, prémiate con un buen postre. Cuando tus manos lleguen a tocarse en el estiramiento de la cremallera, cómprate algo bonito.

Registra tus avances. A algunas personas les gusta llevar un registro de sus avances para mantenerse motivadas. Si tomas fotos de antes y de después, podrás apreciar visualmente tus progresos respecto a lo que podías estirarte hace dos meses.

La variedad es la sal de la vida. Hacer lo mismo cada día es aburrido, aunque sepamos que es saludable. Si modificas tu rutina de vez en cuando, ¡seguirás estirándote toda la vida! A tus isquiotibiales les da igual si los estiras sentado en una silla o tumbado en el suelo usando una correa. Para tu cuerpo es lo mismo hacer estiramientos en las pausas para la publicidad de tu programa de televisión favorito que en un estudio de yoga de última moda; lo que importa es que te estires. Y recuerda que aquello de «sin dolor, no hay beneficio» es una locura, así que haz lo que te resulte agradable.

Qué hacer y qué no hacer al estirarse

NO te estires hasta el punto de que te duela. Un leve malestar o tensión es normal, pero el dolor no. Acuérdate de respirar. El estiramiento adecuado no debería causar dolor.

NO hagas movimientos bruscos hasta que estés totalmente relajado.

NO hagas estiramientos deprisa ni de manera incorrecta, pues podrías lesionarte.

NO hagas estiramientos si has sufrido recientemente una fractura, un esguince o un tirón muscular, o si sospechas que tienes uno.

NO estires en exceso una articulación.

NO hagas estiramientos si sospechas que tienes osteoporosis u osteopenia. Habla con tu médico sobre lo que es mejor para ti.

NO te estires si sientes dolor, malestar o tienes una lesión en una articulación o en un músculo.

NO te estires si tienes una articulación infectada o inflamada. (En caso de duda, habla con un profesional de la salud.)

NO fuerces hasta el límite las articulaciones, especialmente las del cuello y la espalda.

CALIENTA antes de estirar.

FÍJATE metas realistas.

HAZ estiramientos estáticos.

MODIFICA de vez en cuando los ejercicios; ¡no te aburras!

MANTÉN el estiramiento de 10 a 30 segundos.

DISEÑA un programa de flexibilidad para trabajar los músculos tensos e incorpora el uso de accesorios para agregar variedad a tu programa.

ESTÍRATE todos los días, ¡y disfrútalo!

Uso de accesorios

Para mejorar la experiencia y añadir variedad a los estiramientos, se pueden emplear diversos accesorios, como bandas, pelotas o un rodillo de espuma. En los ejercicios de este libro se utilizan para diversificar las posturas y favorecer la flexibilidad. Sin embargo, no son necesarios. Si te molesta usarlos o te impiden hacer los ejercicios, olvídalos.

La **silla** proporciona apoyo en situaciones donde hace falta mantener el equilibrio. Una pared puede servir a menudo también para el mismo propósito.

Los **bloques de espuma** suelen usarse en yoga para ayudar a mantener una postura. También pueden emplearse para alinear correctamente el cuerpo.

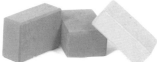

Bloques de espuma

Un **cojín** puede tener la misma utilidad que un bloque de espuma y servir como soporte del cuello al estar tumbados.

En muchos ejercicios el **rodillo de espuma** puede contribuir a mejorar la postura, la flexibilidad y la relajación. Algunos tienen relieve para estimular la circulación. Son ideales para liberar la tensión y añadir diversidad a los estiramientos.

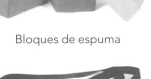

Correa con hebilla

Una **correa** permite realizar el estiramiento completo manteniendo una mecánica corporal adecuada. En vez de una correa, también puede utilizarse una cuerda o un cinturón no elástico. Otras opciones son las correas de suspensión de TRX.

Las **bandas elásticas** suelen ser de látex y se pueden encontrar con diferentes tamaños e intensidades. Existen básicamente dos tipos: planas y tubulares. Algunas llevan asas incorporadas. Las bandas elásticas se utilizan en estiramientos dinámicos, como la *Rotación de torso* (página 91) y para incrementar la intensidad.

El **fitball** (también conocido como pelota suiza o de Pilates) es una herramienta muy usada en estiramientos y ejercicios de relajación. Algunas tienen relieve para estimular la circulación. Otras presentan una superficie irregular que favorece la estimulación sensorial. Las hay también con una superficie dura y lisa, que sirven para relajar los puntos donde se desencadena la tensión. Su tamaño varía entre 45 y 75 centímetros.

Las **pelotas terapéuticas** más pequeñas también son útiles para trabajar la flexibilidad. Su tamaño, forma y densidad dependen del objetivo de la sesión y de la zona en la que se utilicen. En general, las pelotas de tenis y otras pelotas pequeñas duras (de 2,5 a 15 cm) son buenas para automasaje y para distender los músculos.

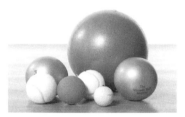

Pelotas terapéuticas

Cualquier herramienta que te ayude a trabajar la flexibilidad es adecuada, pero usa tu sentido común y practica siempre con precaución.

Al hacer estiramientos, es importante estar cómodo. Para tumbarte o arrodillarte, utiliza una colchoneta.

Evaluación de la flexibilidad

Determinar tu estado actual de actividad te dará una idea de cuál es tu punto partida. Por supuesto, lo que importa no es dónde empiezas sino dónde terminas. Pero para emprender un viaje largo hay que dar un primer paso. Tómate un momento para evaluar tu nivel actual de actividad con la ayuda del siguiente cuadro.

ESTADO FÍSICO	NIVEL DE ACTIVIDAD
Atleta	Haces ejercicio, deportes competitivos o un trabajo activo
Activo en la actualidad	Realizas ejercicio al menos dos veces por semana
Relativamente activo	Estás activo los fines de semana; trabajas en el jardín o en la casa; haces ejercicio cuando tienes tiempo
Pensando en hacer ejercicio	Sabes que la actividad física es buena, pero tienes limitaciones físicas o de tiempo
En el sofá	Estás demasiado ocupado; crees que ya estás en forma y no necesitas hacer ejercicio

Las pruebas que se describen a continuación te ayudarán a conocer mejor tu estado de flexibilidad y a saber qué zonas necesitas trabajar. Con esta información, podrás diseñar una rutina de estiramientos eficaz. Repite las pruebas de vez en cuando para saber cómo está respondiendo tu cuerpo a la rutina. Ser honesto contigo mismo es el primer paso para alcanzar tus metas. Al tomarte tiempo para evaluar tu nivel actual de flexibilidad, tendrás un punto de referencia para diseñar un plan realista y lograr tu meta a largo plazo. Si al hacer un estiramiento sientes incomodidad o tensión, puede ser un signo de que necesitas trabajar ese grupo de músculos. Mucha gente que tiene dificultades con un estiramiento evita trabajar esa zona, con la consecuencia de que esta se tensa más y les provoca más molestias.

Si tienes alguna restricción o inquietud relacionada con la salud, consulta a un profesional de la medicina para que te oriente. Si has sufrido una lesión, solicita ayuda profesional.

Evaluación de la postura de lado

Si observas tu postura, tendrás una idea de cómo se manifiestan tus músculos tensos de una manera práctica. Puedes hacer esta evaluación de pie o sentado.

De pie: Obsérvate de lado ante un espejo. Tus orejas, hombros y caderas deberían estar en el mismo plano.

Sentado: Siéntate de forma natural en una silla y obsérvate lateralmente. Tus orejas deberían estar alienadas con los hombros y estos con las caderas.

Evaluación de la postura contra la pared

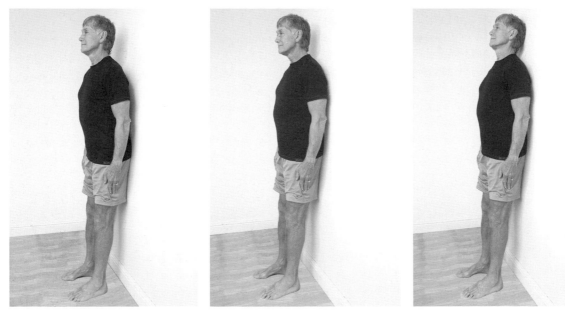

1. De pie, con los talones a unos 8-13 cm de la pared, intenta apoyar en esta el trasero.

2. Si logras el paso 1, trata de apoyar la parte alta de la espalda.

3. Si puedes tocar la pared con el trasero y la parte alta de la espalda, intenta apoyar la parte posterior de la cabeza.

Análisis de la postura

Si te resulta incómodo tocar la pared con la parte posterior de la cabeza, quizá pases demasiado tiempo escribiendo mensajes en el móvil o con la cabeza inclinada hacia delante, lo que puede provocar dolor de cuello y de cabeza.

Recomendación: Estira el cuello suavemente y prueba la *Inclinación de la cabeza* (página 51).

Si no puedes apoyar la parte alta de la espalda plana en la pared, tus hombros y tórax están muy tensos. Quizá te encorves cuando estás de pie. Esto puede provocar dolor de cuello y hombros, y es frecuente en personas que pasan mucho tiempo sentados frente al ordenador o conduciendo. Esta mala postura es común en personas que ejercitan mucho el tórax, como nadadores y levantadores de peso.

Recomendación: Estira la zona dorsal de la espalda, los pectorales y los hombros.

Si al apoyarte en la pared la zona lumbar está muy arqueada (curva lordótica), es posible que los músculos flexores de la cadera en la parte superior de los muslos estén demasiado tensos. Con frecuencia, las personas con tensión en los flexores de la cadera tienden a presentar dolor en la zona lumbar.

Recomendación: Haz el estiramiento del *Flexor de la cadera de pie* (página 105) y el *Estiramiento de los isquiotibiales* (página 111).

Evaluación de los isquiotibiales: flexión de tronco

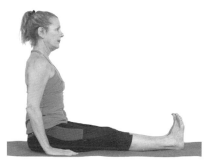

Si quieres cuantificar los resultados, pide a alguien que mida la distancia desde los dedos de las manos hasta la punta de los pies.

1. Siéntate en el suelo con los pies apuntando hacia arriba.

2. Con la espalda recta, intenta llegar a las puntas de los pies.

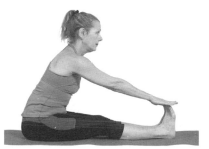

Si logras tocar la punta, está muy bien. Si llegas más lejos, ¡fantástico! Sigue haciendo lo que haces. Pero si eres como la mayoría, te quedarás lejos de tocarla. En ese caso, esta prueba te está diciendo que ya es hora de que estires los isquiotibiales y la zona lumbar.

Recomendación: Elige varios ejercicios para los isquiotibiales, como *El cuatro* (pág. 116) o el de la *Extender una pierna con una banda elástica* (página 114).

Evaluación de la cintura escapular: estiramiento de la cremallera

Si quieres cuantificar los resultados, pide a alguien que mida con una regla la distancia entre las dos manos.

1-2. Colócate de pie mirando al frente. Coloca la mano izquierda en tu espalda, con la palma hacia fuera, lo más arriba que puedas. Lleva la mano derecha hacia la espalda, por encima del hombro derecho, lo más abajo que puedas, con la palma hacia dentro. Repite con el otro lado.

¿Pueden tocarse tus manos? En caso de que sí, ¡estupendo! Si no pueden, necesitas trabajar la flexibilidad de tus hombros.

Recomendación: Haz estiramientos de hombros como *La cremallera* (página 70).

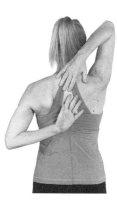

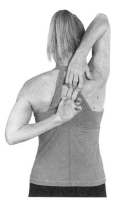

SEGUNDA PARTE

Programas especializados

Introducción a los programas

En general, al hacernos mayores perdemos flexibilidad. Muchas enfermedades crónicas nos llevan a que «cuidemos» o protejamos las articulaciones, con lo que la movilidad se reduce aún más. Además si abusamos del cuerpo, ya sea en el trabajo o en el tiempo libre, podemos acelerar la pérdida de flexibilidad. Este capítulo propone algunas rutinas de estiramientos para trastornos crónicos comunes en los mayores de 50 años, así como para hacer más fáciles las actividades recreativas y cotidianas a esas edades.

Puedes hacer algunos o todos los estiramientos sugeridos. Intenta estirarte todos los días, tanto si te has mantenido muy activo como si llevas bastante tiempo sedentario. Es mejor hacer poco que nada en absoluto. ¡Pero acuérdate de escuchar al cuerpo!

Hasta hace poco se aconsejaba hacer estiramientos antes de practicar deportes. Incluso hoy en día, si asistes a un partido de rugby universitario, verás que los jugadores realizan estiramientos de rebote antes de jugar, lo que puede ser perjudicial para el cuerpo tanto a los 18 como a los 80 años. Por ello, todos los estiramientos de este libro son estáticos.

Es ideal calentar los músculos que vas a usar con estiramientos activos y un trote ligero o una caminata rápida antes de cualquier actividad. Otro buen momento para estirarse es después de una ducha o baño caliente, sobre todo si tienes artrosis. Trátate como si fueras un magnífico caballo de carreras: su amo nunca permitiría que saliera a la pista sin haber realizado antes un calentamiento completo. No practiques ningún ejercicio, desde apartar nieve con una pala hasta jugar al golf, sin calentar antes tu cuerpo. ¡Recuerda que calentar no es lo mismo que estirar! Realiza alguna actividad ligera durante unos minutos antes de dedicarte a tus tareas cotidianas o a practicar tu deporte favorito.

Flexibilidad general

Los estiramientos de calentamiento de este programa son buenos antes de cualquier actividad. No obstante, se obtienen mejores resultados si el cuerpo está caliente. Unos minutos de actividad ligera o una ducha o baño caliente harán la sesión de estiramientos más fácil y agradable. Empieza despacio y prestando atención. Los estiramientos tras el ejercicio te ayudarán a liberar la tensión o rigidez acumulada en el cuerpo. Según algunas investigaciones, estos estiramientos son los mejores para obtener resultados a largo plazo. Por si necesitas variedad, he incluido un programa de flexibilidad con accesorios.

ESTIRAMIENTOS GENERALES DE CALENTAMIENTO

Inclinación de la cabeza, p. 51

El espectador de tenis, p. 52

Inclinación lateral, p. 89

Rodilla al pecho en posición sentada, p. 96

Flexor de la cadera de pie, p. 105

Estiramiento de la pantorrilla, p. 127

El pedal del acelerador, p. 130

Deslizamiento en rodillo, p. 134

Rotación de hombros, p. 65

El leñador, p. 61

ESTIRAMIENTOS GENERALES TRAS EL EJERCICIO

La palmera, p. 87

Estiramiento de los isquiotibiales, p. 111

Rodilla al pecho en posición sentada, p. 96

Estiramiento de los aductores en el suelo, p. 109

Estiramiento de la pantorrilla con correa, p. 128

Rotación de pie asistida, p. 133

Juntar los dedos, p. 84

El recolector de manzanas, p. 60

Juntar los codos, p. 72

ESTIRAMIENTOS GENERALES CON ACCESORIOS

I, Y y T, p. 71

El gato, p. 136

Flexor de la cadera boca arriba, p. 106

Soltar los isquiotibiales y la cadera, p. 117

Estirar los abdominales, p. 103

Rotación de torso, p. 91

Inclinación lateral con banda, p. 90

Molino de viento en rodillo, p. 59

Codos hacia la pared, p. 73

Principiantes

Para empezar con el pie derecho y ver cómo responde tu cuerpo a los estiramientos, los próximos dos programas equivalen a la pista de principiantes en el esquí. Si eres flexible, te resultarán muy fáciles. Pero por seguridad, practícalos durante una semana. Si los encuentras difíciles, no hay ningún problema en quedarse en este nivel para siempre. También puedes adaptar el programa de acuerdo con tus capacidades. Ten en cuenta que en este libro no hay ningún «deber». Se trata de tu cuerpo, por lo que es perfectamente correcto adaptar el programa a tus características personales.

Prepara el cuerpo con un calentamiento antes de realizar cualquier actividad. Comienza poco a poco y con cuidado. Una vez el cuerpo esté caliente, empieza con los estiramientos activos suaves.

ESTIRAMIENTOS PARA PRINCIPIANTES DE NIVEL 1

Inclinación de la cabeza, p. 51

Estiramiento de la pantorrilla, p. 127

El espectador de tenis, p. 52

El pedal del acelerador, p. 130

Rodilla al pecho en posición sentada, p. 96

Rotación de hombros, p. 65

ESTIRAMIENTOS PARA PRINCIPIANTES DE NIVEL 2

Estiramiento de los isquiotibiales, p. 111

Juntar los codos, p. 72

Rodilla al pecho en posición sentada, p. 96

El marco, p. 69

El recolector de manzanas, p. 60

Estirarse al despertar

A menudo los que sufrimos dolor crónico o rigidez sentimos el cuerpo tenso al despertar. Mientras estás caliente y a gusto en la cama, puedes dedicar un rato a tomar conciencia de los músculos tensos y las articulaciones que crujen y a soltarlos. Mueve el cuerpo despacio dentro de un rango de movimiento cómodo. Imita a un gato o a un perro. Los animales suelen estirarse antes de saltar y jugar. ¿Por qué no lo hacen los humanos? Una buena manera de empezar el día puede ser levantarse, darse una ducha caliente y volver a la cama a hacer esta rutina. También podría ser útil antes de dormir.

ESTIRAMIENTOS EN LA CAMA

Balanceo de rodillas, p. 93

Dos rodillas al pecho, p. 98

Rodilla al pecho en posición tumbada, p. 90

El pedal del acelerador, p. 130

Mecerse y rodar, p. 101

Estiramiento de pectorales, p. 75

Trastornos crónicos

La mayoría de los fisioterapeutas y fisiólogos del ejercicio coinciden en que gran parte de los trastornos físicos crónicos mejoran con el ejercicio practicado con prudencia y de manera habitual. Las investigaciones han demostrado que desde la artritis hasta la esclerosis múltiple pueden beneficiarse de un programa de estiramientos suaves.

Muchos trastornos habituales en personas mayores de 50 años derivan en rigidez, lo que puede aumentar el dolor. Los estiramientos pueden mejorar las lesiones musculares, el dolor de espalda y la biomecánica, así como reducir la rigidez debido a la artritis y a otros problemas musculoesqueléticos.

Todos los estiramientos de este libro pueden ser realizados por cualquier persona, pero los ejercicios de este capítulo están diseñados para aliviar trastornos crónicos comunes en los adultos maduros.

Nada de lo que hagas debería hacer que te sientas peor; si eso ocurre, detente y evalúa lo que estás haciendo. No dudes en consultar a un profesional de la salud para que te ayude a elegir los estiramientos específicos para tus dolencias.

Artrosis/fibromialgia

La rigidez es una característica típica de la artrosis y la fibromialgia. En estos casos es de suma importancia realizar los estiramientos con prudencia. Por desgracia, muchas personas con artrosis se quejan de que su flexibilidad disminuye y, por tanto, pierden amplitud de movimiento. Aquí puede aplicarse aquello de «lo que no se usa se deteriora». Si no mueves una articulación, se volverá más rígida y dolerá con más facilidad y esto afectará su función. Un programa de gimnasia acuática específico para la artrosis sería un buen complemento de un programa de estiramientos seguros validado por un profesional de la salud.

Si sufres artrosis, sigue las siguientes recomendaciones al estirarte:

- Haz siempre caso de las recomendaciones de tu médico.
- No te excedas nunca haciendo ejercicio.
- No enmascares el dolor con medicamentos.
- Nunca estires una articulación inflamada o «caliente».
- Mantente dentro del rango de movimiento sin dolor.

Los estiramientos suaves pueden ayudarte, siempre que estires las zonas que utilizas (estirar las piernas tendrá poco efecto en tus hombros). Por último, recuerda esta regla: si dos horas después de hacer ejercicio te duele algo, la próxima vez haz menos.

ESTIRAMIENTOS PARA LA ARTROSIS

El espectador de tenis, p. 52

Rodilla al pecho en posición sentada, p. 96

Estiramiento de los isquiotibiales, p. 111

Estiramiento de la pantorrilla, p. 127

Rotación de tobillo, p. 132

El pedal del acelerador, p. 130

Estiramiento de muñecas en posición sentada, p. 78

Juntar los dedos, p. 84

Manguitos de los rotadores, p. 63

Rotación de hombros, p. 65

Molino de viento en rodillo, p. 59

Masaje de isquiotibiales, p. 118

Masaje de pies, p. 135

Síndrome del hombro congelado

El trastorno llamado «hombro congelado» suele deberse a la falta de movimiento del hombro por alguna lesión, como una tendinitis o una bursitis. Si no usas el brazo durante un tiempo, pueden formarse adherencias (rigidez) en la cápsula que rodea la articulación del hombro. Tras dos o tres semanas sin movimiento, las adherencias se volverán muy densas y fuertes y el hombro ya no podrá moverse libremente. Si desde hace meses no puedes mover el hombro, consulta a un profesional de la salud y realiza un programa de ejercicios bajo su supervisión. Deja que el dolor te guíe: si el estiramiento aumenta el dolor, detente y recuerda la regla de las dos horas. Puede ser aconsejable calentar la articulación con una almohadilla caliente antes de estirar, y usar hielo después del estiramiento. Para mayor información sobre los ejercicios para el hombro, consulta *Heal Your Frozen Shoulder* (Press Ulysses, 2017).

ESTIRAMIENTOS PARA EL SÍNDROME DEL HOMBRO CONGELADO

Contracción de hombros, p. 64

Rotación de hombros, p. 65

El leñador, p. 61

Estiramiento de brazos desde atrás, p. 74

I, Y y T, p. 71

Vuelo invertido boca abajo, p. 66

Masaje de cuello, p. 57

Problemas de cadera

Las caderas deben soportar el peso del cuerpo, por lo que a veces se habla de ellas como «el caballo de tiro». Por desgracia, algunas personas las sobrecargan en el trabajo o en el gimnasio levantado pesas. En ocasiones, la obesidad crónica puede suponer una carga excesiva para las caderas y dañar su función. Consulta a un profesional de la salud sobre ejercicios específicos para esta articulación. Evita la flexión más allá de los 90 grados (cuando la rodilla se acerca demasiado al pecho) o cruzar la línea media del cuerpo (al balancear una pierna por delante o detrás de la otra). Para mayor información sobre ejercicios para la cadera, consulta *Healthy Hip Handbook* (Ulysses Press, 2010).

ESTIRAMIENTOS PARA PROBLEMAS DE CADERA

Estiramiento de los isquiotibiales, p. 111

Estiramiento de los aductores en el suelo, p. 109

Flexor de la cadera de pie, p. 105

Estiramiento de la pantorrilla, p. 127

El pedal del acelerador, p. 130

Soltar los isquiotibiales y la cadera, p. 117

Masaje de cuádriceps, p. 124

Masaje de isquiotibiales, p. 118

Inclinación lateral con banda, p. 90

Problemas de rodilla

Los problemas crónicos de la rodilla pueden deberse a anomalías anatómicas. Si tus piernas están arqueadas hacia fuera o hacia dentro, esta desventaja mecánica puede predisponerte a una lesión. La mala alineación de los pies también puede contribuir a los problemas en las rodillas. Además, deportes como el fútbol o el rugby o muchos tipos de aeróbic step o estiramientos mal ejecutados pueden dañarlas. La rodilla es una maravilla de la ingeniería, pero aun así puede lastimarse si se utiliza mal. Mantén la alineación biomecánica: las rodillas y las puntas de los pies siempre deben apuntar en la misma dirección y nunca dobles las rodillas en exceso ni las bloquees al estirar las piernas.

ESTIRAMIENTOS PARA LOS PROBLEMAS DE RODILLA

Estiramiento de los isquiotibiales, p. 111

Extender una pierna con una banda elástica, p. 114

Flexor de la cadera de pie, p. 105

Estiramiento de la pantorrilla, p. 127

Estiramiento de la pantorrilla con correa, p. 128

Masaje de isquiotibiales, p. 118

Masaje de cuádriceps, p. 124

Masaje de aductores, p. 110

Inclinación lateral con banda, p. 90

Lumbalgia

El dolor lumbar puede deberse a diferentes causas, como unos abdominales débiles, tensión en los isquiotibiales y cuádriceps, una mecánica corporal no adecuada, malas posturas, sobreesfuerzos, problemas en las fascias y músculos y hernias discales. Muchos movimientos de brazos y actividades como levantar los brazos por encima de la cabeza afectan a la espalda y a la lordosis lumbar. Los problemas de espalda deberán ser diagnosticados por un profesional de la salud. Serán de ayuda los ejercicios para reforzar los abdominales y los estiramientos para los isquiotibiales y la zona lumbar. En muchos casos es fundamental aprender a adoptar una buena postura neutra de la columna (véase *La postura correcta* en la página 17). Todos los ejercicios deberían realizarse desde esta postura, a menos que un profesional de la salud indique otra cosa.

ESTIRAMIENTOS PARA EL DOLOR EN LA ZONA LUMBAR

Rodilla al pecho en posición tumbada, p. 97

Dos rodillas al pecho, p. 98

Estiramiento de los isquiotibiales, p. 111

El gato, p. 136

Flexor de la cadera de pie, p. 105

Estiramiento del piriforme, p. 100

Molino de viento en rodillo, p. 59

Masaje de isquiotibiales, p. 118

Flexión de tronco en posición sentada, p. 119

Lesión por esfuerzo repetitivo en la muñeca

Las lesiones por esfuerzo repetitivo se producen, como su nombre indica, por realizar una tarea concreta repetidamente sin descanso. El origen del problema es complejo y debe ser explicado por un médico. Cabe destacar que la incidencia del síndrome del túnel carpiano de la muñeca aumentó con el uso generalizado de los ordenadores.

ESTIRAMIENTOS PARA LA LESIÓN POR ESFUERZO REPETITIVO EN LA MUÑECA

Estiramiento de muñecas en posición sentada, p. 78

Estiramiento de muñecas de pie, p. 79

Estiramiento en V-W, p. 86

Enrollar la banda elástica, p. 82

Muñecas hacia dentro y hacia fuera, p. 77

Masaje de antebrazos, p. 81

Actividades recreativas

Esta serie está pensada para prevenir posibles lesiones, rehabilitar lesiones existentes y equilibrar los efectos negativos de actividades unilaterales, como el golf y el tenis. Para mayor información sobre problemas relacionados con deportes, consulta *Total Sports Conditioning for Athletes 50+* (Ulysses Press, 2008).

Ciclismo

Mucha gente cree que al montar en bicicleta trabaja la parte inferior del cuerpo, pero piensa en la postura que adoptas. Tu cuerpo se inclina hacia el manillar y una gran parte de tu peso recae sobre las muñecas y las manos. Para calentar, empieza con un paseo suave en bicicleta.

Si estás muy rígido, baja de la bici y estírate. O bien, estírate después del calentamiento y enfría con hielo las articulaciones doloridas, si es necesario. Si puedes, pide a un profesional que ajuste tu bicicleta para que se adapte a ti.

ESTIRAMIENTOS PARA MONTAR EN BICICLETA

Rodilla al pecho en posición tumbada, p. 97

Estiramiento del cuádriceps de pie, p. 120

Dos rodillas al pecho, p. 98

Flexor de la cadera de rodillas, p. 104

Estiramiento del piriforme, p. 100

El cuatro, p. 116

Estiramiento de la pantorrilla, p. 127

El pedal del acelerador, p. 130

Rotación de tobillo, p. 132

I, Y y T, p. 71

Relajación del torso, p. 92

Soltar los isquiotibiales y la cadera, p. 117

Masaje de cuádriceps, p. 124

Masaje de pies, p. 135

Bolos

Mucha gente no piensa que jugar a los bolos sea un deporte, pero puede suponer mucho esfuerzo para las caderas, las rodillas, los hombros y la espalda. Es una actividad unilateral y requiere lanzar una bola pesada con gran fuerza. Todo esto puede provocar lesiones. Antes de usar toda la fuerza, lanza la bola rodando de manera suave unas cuantas veces.

ESTIRAMIENTOS PARA JUGAR A LOS BOLOS

Estiramiento de los isquiotibiales, p. 111

Flexor de la cadera de pie, p. 105

El pedal del acelerador, p. 130

Subir y bajar los talones, p. 131

Estiramiento de muñecas en posición sentada, p. 78

Muñecas hacia dentro y hacia fuera, p. 77

Juntar los dedos, p. 84

Extensión de los dedos, p. 85

Contracción de hombros, p. 64

Inclinación de la cabeza, p. 51

El espectador de tenis, p. 52

Inclinación lateral, p. 89

Rodilla al pecho en posición sentada, p. 96

Torsión del tronco, p. 88

Molino de viento en rodillo, p. 59

Estiramiento desde el talón, p. 129

Masaje de antebrazos, p. 81

Piragüismo y paddlesurf

En el paddlesurf y en otros deportes de remo como el piragüismo se trabaja sobre todo la parte superior del cuerpo. Por lo tanto, pon atención para que no se tense demasiado la zona del tórax. Da un paseo o corre una carrera ligera antes. Si tiendes a usar solo un lado para remar, intenta cambiar de lado para equilibrar tus músculos.

Golf

Muchas personas dicen que juegan al golf, pero no he conocido a nadie que se lo tome como un juego. Para la mayoría, el golf es una competición, lo que convierte un pasatiempo agradable en una actividad estresante. El golf requiere resistencia y es duro para las rodillas, las caderas y la parte inferior de la espalda. Además, es asimétrico, pues solo se usa un lado del cuerpo repetidamente. Otro problema es que cuanto peor juegas, más sufre el cuerpo, debido al mayor número de repeticiones y a la postura incorrecta.

Camina unos minutos antes del partido; si es posible, recorre el campo. No saques siempre los palos con el mismo brazo. Procura también realizar el mismo número de movimientos a la izquierda y a la derecha, para compensar los *swings* unilaterales que realizarás en el partido. Intenta equilibrar ambos lados. Y, por último, evita comer y beber alcohol después del partido en «el hoyo 19».

Esquí/snowboard

El esquí puede ser un deporte explosivo que exige un gran trabajo en lapsos breves, esperar en la cola un rato sin hacer nada y luego esforzarse de nuevo a tope. Debes lidiar con el frío a altitudes elevadas, y los tendones y ligamentos de los que pasamos de los 50 suelen volverse rígidos. En el esquí participa todo el cuerpo, y puede ser duro para los hombros, rodillas y tendones. Calienta siempre y descansa cuando estés cansado. Escucha al cuerpo y esquía de acuerdo con tus capacidades y condición física. Antes de empezar, baja un par de veces las pistas de principiantes y, al acabar, estírate tras una ducha caliente.

ESTIRAMIENTOS PARA EL ESQUÍ

El rascacielos, p. 53

La palmera, p. 87

Inclinación lateral, p. 89

Estiramiento de los isquiotibiales, p. 111

Estiramiento del cuádriceps de pie, p. 120

Flexor de la cadera de pie, p. 105

Estiramiento de la pantorrilla, p. 127

Rotación de tobillo, p. 132

Estiramiento de muñecas en posición sentada, p. 78

Extensión de los dedos, p. 85

El leñador, p. 61

El collar, p. 68

El marco, p. 69

Estirar el hombro desde el codo, p. 67

Flexor de la cadera de rodillas, p. 104

Masaje de aductores, p. 110

Masaje de isquiotibiales, p. 118

Masaje de pies, p. 135

Natación

Los ejercicios en el agua son suaves para el cuerpo y adecuados para todos, pero la natación no lo es tanto. Con el tiempo, puede provocar problemas en los hombros, y el hecho de respirar por un lado puede agravar los desequilibrios en la zona lumbar. Para calentar, es bueno nadar unos largos relajadamente. Al final estírate. Si nadas mucho, sería conveniente que alguien analizase tu técnica.

ESTIRAMIENTOS PARA NATACIÓN

El pedal del acelerador, p. 130

Rotación de hombros, p. 65

El leñador, p. 61

El collar, p. 68

Estirar el hombro desde el codo, p. 67

Estiramiento de pectorales, p. 75

Molino de viento en rodillo, p. 59

Masaje de cuello, p. 57

Vuelo invertido boca abajo, p. 66

I, Y y T, p. 71

Relajación del torso, p. 92

Tenis

El tenis es un deporte divertido, pero que a menudo tiene un precio elevado para el cuerpo. Las rodillas se castigan y los hombros se ven exigidos a realizar movimientos difíciles. La carga que debe soportar la columna vertebral, por no hablar del sistema cardiovascular, es tremenda. Al ser un deporte asimétrico (gran parte del trabajo lo hace un lado del cuerpo), tiende a crear problemas en la alienación corporal.

Los estiramientos son muy importantes si juegas al tenis. Camina unos minutos por la cancha y luego haz un peloteo suave para lubricar las articulaciones. Una vez hayas hecho estos calentamientos, tómate unos momentos para estirarte antes de empezar el partido. Estírate entre los sets y también al acabar.

ESTIRAMIENTOS PARA EL TENIS

Dos rodillas al pecho, p. 98

Estiramiento del piriforme, p. 100

La mariposa, p. 108

Estiramiento de los aductores en el suelo, p. 109

Estiramiento de la pantorrilla, p. 127

Estiramiento desde el talón, p. 129

Estiramiento en V, p. 113

Rotación de tobillo, p. 135

El marco, p. 69

Estiramiento de pectorales, p. 75

Manguitos de los rotadores, p. 63

Molino de viento en rodillo, p. 59

Inclinación lateral con banda, p. 90

Flexor de la cadera de rodillas, p. 104

Masaje de aductores, p. 110

Estiramiento del cuádriceps de pie, p. 120

Masaje de pies, p. 135

Caminar/correr

En actividades como el jogging, el running y caminar trabaja sobre todo la parte inferior del cuerpo. Para incorporar una rutina de estiramientos, comienza a un ritmo más lento de tu ritmo habitual. Una vez hayas calentado, estira las caderas, piernas, rodillas y tobillos. No te olvides de estirar el tórax y los hombros, pues la parte superior tiende a encorvarse. Después de correr, tómate tiempo para estirarte un poco más.

ESTIRAMIENTOS PARA CAMINAR/CORRER

Dos rodillas al pecho, p. 98

Flexor de la cadera de pie, p. 105

Estiramiento de la pantorrilla, p. 127

El pedal del acelerador, p. 130

Rotación de tobillo, p. 135

Molino de viento en rodillo, p. 59

Inclinación lateral con banda, p. 90

Flexor de la cadera de rodillas, p. 104

Masaje de cuádriceps, p. 124

Masaje de isquiotibiales, p. 118

Masaje de aductores, p. 110

Masaje de pies, p. 135

Actividades cotidianas

Las siguientes rutinas de estiramiento pueden parecer bastante inocuas, pero si se realizan de manera brusca o demasiado prolongada, podrían causar problemas.

Jardinería

Para algunos, la jardinería es una diversión; para otros, un trabajo. Si te cuesta flexionarte, agacharte o levantarte, los maceteros para ventanas pueden ser una mejor opción para ti. Calienta el cuerpo antes de empezar las labores de jardinería. En primavera, cuando toca sembrar, si has pasado un invierno sedentario, ten cuidado y no te esfuerces en exceso.

ESTIRAMIENTOS PARA PRACTICAR JARDINERÍA

El espectador de tenis, p. 52

Inclinación lateral, p. 89

Torsión del tronco, p. 88

Flexor de la cadera de pie, p. 105

Estiramiento de la pantorrilla, p. 127

Juntar los dedos, p. 84

El recolector de manzanas, p. 60

El leñador, p. 61

El gato, p. 136

Limpieza doméstica/cargar pesos

El trabajo en la casa puede ser una actividad física agotadora y debería realizarse con cuidado, pues es muy fácil que los músculos se lesionen. La zona lumbar y las rodillas merecen especial atención. Camina un poco antes de empezar las tareas y haz estiramientos al acabar. Usa una escalerilla en vez de una silla para llegar a lugares altos. Ten cuidado al pasar el aspirador y hacer las camas, pues estas actividades son difíciles para la espalda.

ESTIRAMIENTOS PARA LA LIMPIEZA DOMÉSTICA

Rodilla al pecho en posición sentada, p. 96

Estiramiento de los isquiotibiales, p. 111

Estiramiento de los aductores en el suelo, p. 109

Estiramiento de la pantorrilla, p. 127

Rotación de tobillo, p. 135

Subir y bajar los talones, p. 131

Juntar los dedos, p. 84

Rotación de hombros, p. 65

El leñador, p. 61

El marco, p. 69

Viajes largos en coche o avión

Si viajas en coche o en avión durante mucho tiempo, tus músculos pueden contraerse. Es frecuente que las lumbares y la parte alta de la espalda empiecen a doler y que se produzcan calambres en los hombros y las pantorrillas. Permanecer sentado durante mucho tiempo no reducirá tu flexibilidad, pero puede ser peligroso para tu salud. Existe una patología conocida como «síndrome de la clase turista», que ocurre por estar sentados durante periodos largos y que hasta puede llegar a provocar la muerte. Levántate tan a menudo como puedas, bebe agua, evita el alcohol y estírate de vez en cuando.

ESTIRAMIENTOS PARA VIAJES LARGOS EN COCHE O AVIÓN

El espectador de tenis, p. 52

La tortuga, p. 54

Inclinación de la cabeza, p. 51

Flexor de la cadera de pie, p. 105

Estiramiento de la pantorrilla, p. 127

El pedal del acelerador, p. 130

Subir y bajar los talones, p. 181

Estiramiento de muñecas en posición sentada, p. 78

Juntar los dedos, p. 84

Extensión de los dedos, p. 85

Contracción de hombros, p. 64

Rotación de hombros, p. 65

Retirar la nieve con una pala

Cualquiera que haya apartado la nieve con una pala sabe lo duro que puede ser. Habrás leído algunos casos en los que incluso se han producido accidentes mortales. En esta actividad, participa todo el cuerpo, pero sobre todo la zona lumbar. Haz siempre un calentamiento previo y no actúes con prisas ni te esfuerces en exceso, pues te juegas la vida. Antes que dañarte la espalda y tener que acudir al médico o sufrir un infarto, es mejor contratar a alguien. Si te parece que tu ritmo cardiaco y respiratorio se aceleran, detente y obsérvalos. Si están elevados, tómatelo con más calma o para.

ESTIRAMIENTOS PARA RETIRAR LA NIEVE CON UNA PALA

Inclinación lateral, p. 89

Estiramiento de los isquiotibiales, p. 111

Plegarse como una bola, p. 99

Flexor de la cadera de pie, p. 105

Subir y bajar los talones, p. 131

El recolector de manzanas, p. 60

El leñador, p. 61

Molino de viento, p. 58

El gato, p. 136

Trabajar en un escritorio o frente a un ordenador

Estar sentado y realizar una actividad durante mucho tiempo no es bueno para el cuerpo. Trabajar frente a un ordenador puede hacer que te encorves y lleves la cabeza hacia delante, además de ocasionar problemas en las muñecas. Levántate y muévete con tanta frecuencia como puedas. Habla por teléfono de pie. Cuando sea posible, camina para ir a dar un recado. Ponte una alarma para recordarte que te levantes una vez cada hora. Bebe mucha agua o zumo para obligarte a levantarte. No comas en tu mesa, sal a caminar. Aparca el coche lejos de la oficina y usa las escaleras siempre que puedas.

Si pasas muchas horas en una sola posición (sentado en un escritorio o en un avión, por ejemplo), como es el caso de muchas personas mayores de 50 años, puedes sentirte cansado y rígido. Para mantenerte flexible, sigue estos sencillos consejos:

- Levántate y camina un poco.
- Gira la cabeza lentamente a izquierda y derecha.
- Junta los omóplatos.
- Sentado en tu silla, estira las piernas frente a ti e intenta tocar la punta de los pies.
- Estira los brazos como si quisieras tocar el techo varias veces.

ESTIRAMIENTOS PARA TRABAJAR EN UN ESCRITORIO O FRENTE A UN ORDENADOR

El espectador de tenis, p. 52

Inclinación lateral, p. 89

Flexor de la cadera de pie, p. 105

Estiramiento de la pantorrilla, p. 127

Juntar los dedos, p. 84

El recolector de manzanas, p. 60

El leñador, p. 61

El gato, p. 136

Masaje de pies, p. 135

Masaje de isquiotibiales, p. 118

Masaje de antebrazos, p. 81

TERCERA PARTE

Estiramientos

Inclinación de la cabeza

Para el cuello

Puedes hacerlo también sentado en una postura adecuada.

1. De pie, en una postura adecuada, inspira lentamente por la nariz e inclina la cabeza despacio hacia el hombro izquierdo. Mantén los hombros bajos y relajados. Espira despacio por la boca y sostén la postura un momento, sintiendo el estiramiento.

2. Ahora coge aire lentamente por la nariz e inclina la cabeza despacio hacia el hombro derecho. Espira despacio por la boca y mantén la postura un momento, sintiendo el estiramiento.

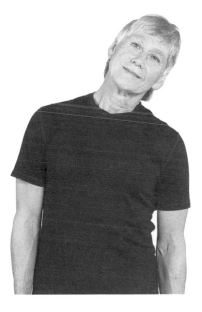

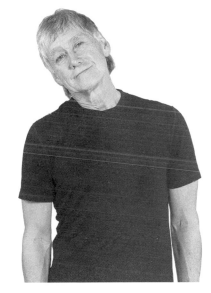

Repite si lo deseas.

El espectador de tenis

Para el cuello

Puedes hacerlo también sentado en una postura adecuada.

1. De pie, en una postura adecuada, inspira despacio por la nariz mientras miras a la izquierda lo más que puedas sin sentir incomodidad. Espira despacio por la boca y mantén la postura un momento, sintiendo el estiramiento.

2. Inspira despacio por la nariz y mira lentamente a la derecha. Espira despacio por la boca y mantén la postura un momento, sintiendo el estiramiento.

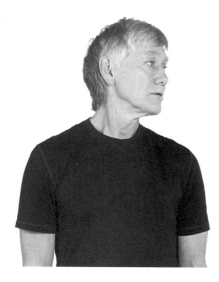

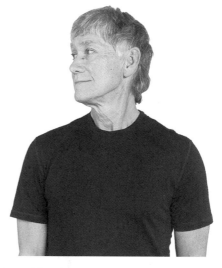

Repite si lo deseas.

El rascacielos

Para el cuello

ADVERTENCIA: No flexiones el cuello en exceso en ninguna dirección. Si tienes problemas en la zona cervical, no hagas este ejercicio. Puedes hacerlo también sentado en una postura adecuada.

1. Colócate de pie, en una postura adecuada, con la barbilla paralela al suelo. Cogiendo aire por la nariz, inclina la cabeza ligeramente para mirar al techo. No arquees el cuello. Mantén la postura un momento, sintiendo el estiramiento.

2. Espira por la boca y baja la barbilla ligeramente hacia el pecho.

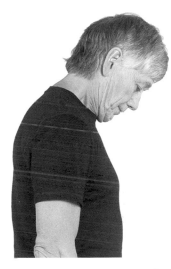

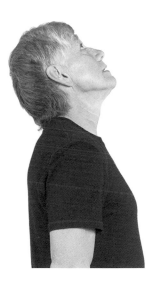

Repite mientras te sientas cómodo.

La tortuga

Para el cuello

Este ejercicio compensa la tendencia a llevar la cabeza hacia delante por trabajar frente al ordenador muchas horas. Puedes hacerlo también sentado en una postura adecuada.

1. De pie, en una postura adecuada, haz como si sostuvieras una manzana con la barbilla o mantenla paralela al suelo. Inspira profundamente.

2. Mientras espiras por la boca, lleva la barbilla hacia delante.

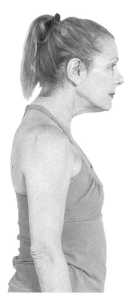

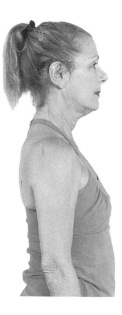

Ahora coge aire por la nariz y lleva la cabeza de nuevo a la posición neutra. Lo importante del ejercicio es llevar la cabeza de nuevo hacia atrás.

Repite mientras te sientas cómodo.

La tortuga con soporte

Para el cuello

Este ejercicio compensa la tendencia a llevar la cabeza hacia delante por trabajar frente al ordenador muchas horas. Puedes hacerlo también de pie en una postura adecuada.

1. Sentado, en una postura adecuada, haz como si sostuvieras una manzana con la barbilla o mantenla paralela al suelo. Coloca la yema de los dedos de la mano derecha en el centro la frente. Respira profundamente. Empuja suavemente los dedos con la frente. Atento a la respiración, mantén la postura un momento de manera cómoda.

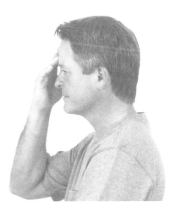

2. Vuelve a la posición inicial y luego coloca la mano derecha detrás de la cabeza.

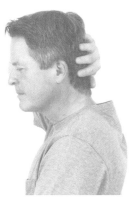

3. Inspira profundamente por la nariz y empuja con el cráneo hacia la mano. Pon mayor énfasis en esta fase del ejercicio. Atento a la respiración, mantén la postura un momento de manera cómoda.

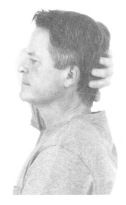

Suelta la cabeza y vuelve a la posición inicial.

Variante: En vez de usar los dedos, puedes empujar con la cabeza un cojín sostenido con la mano. Si tu hombro derecho se tensa, usa la mano izquierda, y viceversa.

Estiramiento asistido del cuello

Para el cuello

ADVERTENCIA: Si tienes problemas de cervicales (por ejemplo, hernias discales, artrosis), consulta a un profesional de la salud antes de hacer el ejercicio. Puedes hacerlo también de pie en una postura adecuada.

1. De pie, en una postura adecuada, inspira profundamente por la nariz e inclina la cabeza despacio hacia la izquierda.

2. En esta posición, apoya los dedos de la mano izquierda en el lado derecho de la cabeza. Al espirar por la boca, lleva suavemente la cabeza hacia el hombro izquierdo. Mantén los hombros relajados y bajos. En esta posición, sigue inspirando profundamente por la nariz y espirando por la boca.

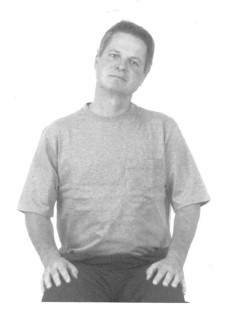

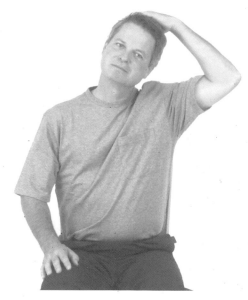

Suelta la cabeza y vuelve a la posición inicial.

Repite hacia el otro lado.

Masaje de cuello

Para el cuello

1. Túmbate boca arriba, flexiona las rodillas, con los pies en el suelo, y pon los brazos a los lados. Coloca un rollo de espuma en la base de la cabeza. Relaja la espalda inspirando lentamente por la nariz y espirando por la boca.

2. Cogiendo aire, gira despacio y suavemente la cabeza a la izquierda.

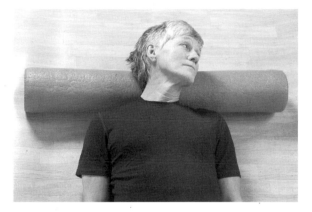

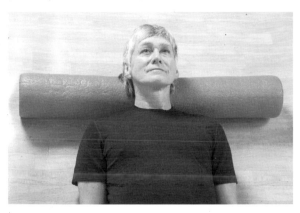

3. Vuelve a la posición inicial espirando. Inspira y mira a la derecha.

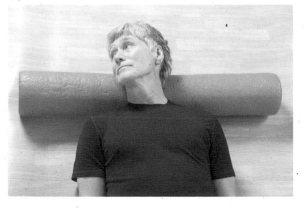

Vuelve a la posición inicial espirando.

Molino de viento

Para los hombros

1. Colócate de pie, en una postura adecuada, con los brazos a los lados y las palmas hacia fuera. Inspira profundamente por la nariz y levanta despacio los brazos hasta una altura cómoda. Intenta que los pulgares se toquen.

2. Espira y baja los brazos lentamente.

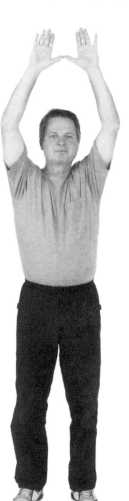

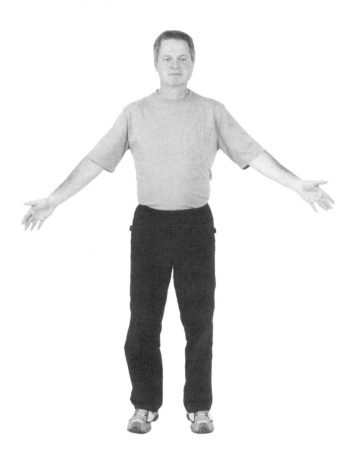

Repite si lo deseas.

Variante: Este ejercicio puede hacerse también con un solo brazo cada vez.

Molino de viento en rodillo

Para la cintura escapular

Este ejercicio aumenta la amplitud de movimiento del hombro y estabiliza los músculos. Es un estiramiento más avanzado y requiere el uso de un rodillo de espuma.

1. Túmbate apoyando la cabeza y toda la espalda en un rollo de espuma. Flexiona las rodillas y apoya los pies en el suelo; sitúa los brazos a cada lado del cuerpo sobre el suelo para mantener el equilibrio. Respira de manera natural y deja que la zona del tórax y los hombros se relajen y se abran. Para muchas personas, este estiramiento ya es suficiente y pueden detenerse aquí, sin realizar los siguientes pasos.

2. Una vez estabilizado el estiramiento con comodidad, extiende ambos brazos hacia el techo con las palmas enfrentadas, manteniendo el equilibrio sobre el rodillo. Mantén el tronco estable todo el tiempo contrayendo los abdominales.

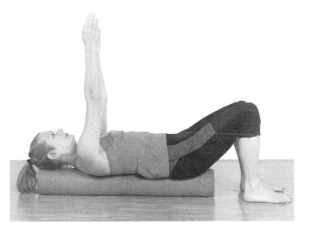

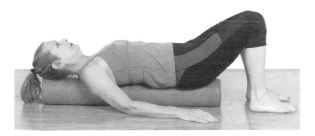

3. Lleva un brazo hacia delante y otro hacia atrás No sobrepases el rango de movimiento cómodo.

Invierte la dirección del movimiento. Vuelve a la posición inicial y descansa.

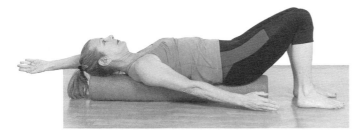

El recolector de manzanas

Para los deltoides

1. De pie, en una postura adecuada, apoya las manos en los hombros. Lleva la mano derecha hacia arriba hasta una altura cómoda.

2. Baja la mano derecha hacia el hombro. Ahora lleva la izquierda hacia arriba.

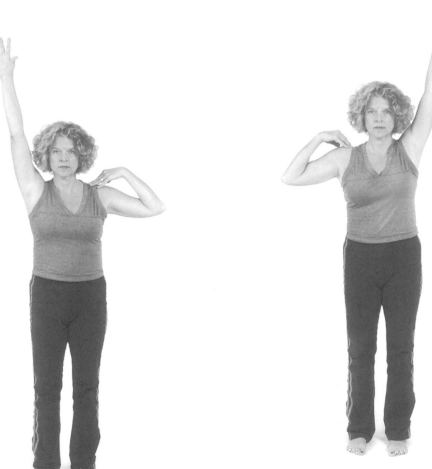

Repite si lo deseas.

El leñador

Para los deltoides

1. De pie, en una postura adecuada, cruza los dedos delante del cuerpo.

2. Inspira profundamente por la nariz y levanta despacio los brazos hasta una altura cómoda. Mantén el estiramiento de 1 a 2 segundos.

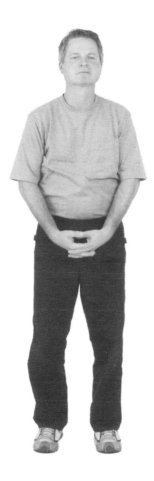

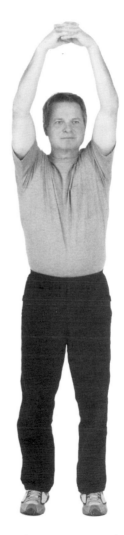

Baja los brazos lentamente a la posición inicial. Repite si lo deseas.

Elevación lateral de brazos

Para los deltoides y los manguitos de los rotadores

1. Colócate de pie, en una postura adecuada, con los brazos a los lados y las palmas hacia atrás. Inspirando profundamente por la nariz, eleva los brazos por los lados llevándolos ligeramente hacia delante, con las palmas hacia atrás. No eleves los brazos más allá de la altura de los hombros.

2. Espira mientras bajas los brazos.

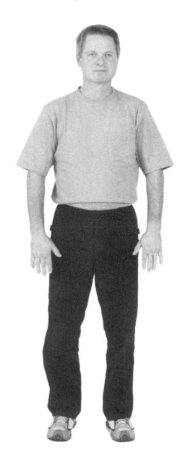

Repite si lo deseas.

Manguitos de los rotadores

Para los deltoides y los manguitos de los rotadores

Puedes usar una toalla enrollada en vez de un bloque.

1. Colócate de pie, en una postura adecuada, con los brazos a los lados y sosteniendo un bloque entre el brazo derecho y el torso. Flexiona el codo 90 grados, con la mano cerrada con el pulgar arriba.

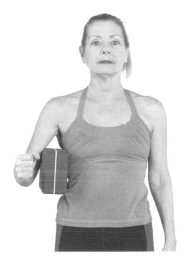

2. Con el codo lo más cerca posible del cuerpo y el antebrazo paralelo al suelo, gira este hacia el lado.

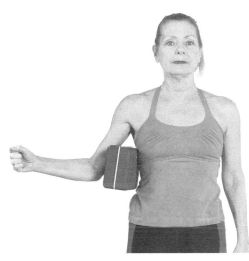

Rótalo de nuevo hacia el cuerpo. Repite si lo deseas y luego cambia de lado.

Variante: Prueba lo mismo con la palma de la mano hacia abajo o hacia arriba.

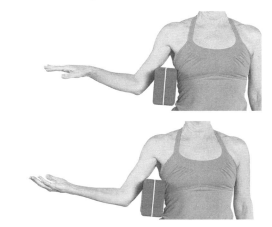

Contracción de hombros

Para los hombros y los trapecios

1. De pie, en una postura adecuada, inspira profundamente por la nariz levantando despacio los hombros.

2. Ahora lleva los hombros hacia atrás y junta los omóplatos bajándolos.

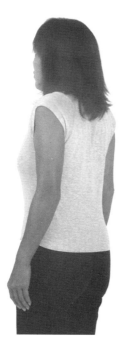

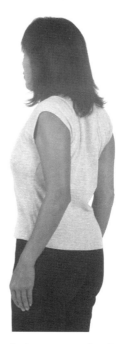

Espirando por la boca, suelta los hombros y vuelve a la posición inicial.

Repite si lo deseas.

Rotación de hombros

Para los hombros y los trapecios

Puedes hacerlo también de pie en una postura adecuada.

1. Siéntate en una silla estable con una postura adecuada. Inspira lenta y profundamente por la nariz. Al espirar por la nariz, rota los hombros hacia delante, como si quisieras juntarlos.

2. Coge aire y lleva los hombros hacia atrás, abriendo el pecho e intentando juntar los omóplatos.

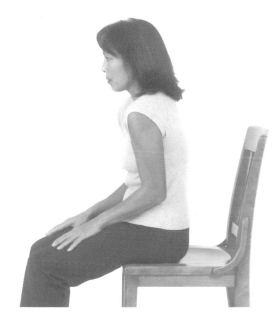

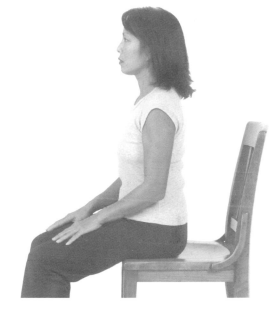

Repite si lo deseas.

Vuelo invertido boca abajo

Para los hombros y los trapecios

1. Túmbate con cuidado boca abajo sobre un semicilindro de espuma, apoyando los dedos de los pies en el suelo. Extiende los brazos formando una «T».

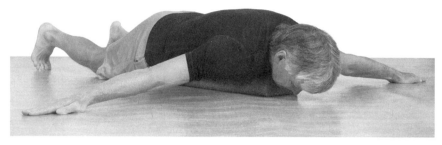

2. Contrayendo los abdominales, levanta los brazos del suelo hasta una distancia cómoda. Mantén la postura.

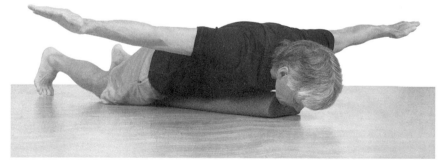

Vuelve a la posición inicial.

Estirar el hombro desde el codo

Para los hombros y los manguitos de los rotadores

Puedes hacerlo también de pie en una postura adecuada.

1. Siéntate en una silla estable con una postura adecuada. Levanta el brazo derecho y toca la espalda con la mano por encima del hombro.

2. Apoya la mano izquierda en el codo derecho y presiona el brazo derecho hacia abajo, sin provocar incomodidad. Mantén la postura un momento.

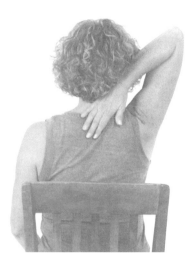

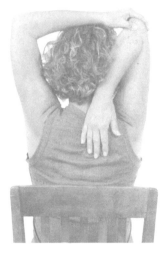

Cambia de lado y repite.

Variante: En el paso 2, presiona el brazo derecho a la vez que empujas con el codo de este brazo hacia arriba. Mantén la postura un momento de manera cómoda, sin contener la respiración. Suelta y permite que la mano descienda un poco más en la espalda.

El collar

Para los hombros y los manguitos de los rotadores

Puedes hacerlo también de pie en una postura adecuada.

1. Siéntate en una silla estable con una postura adecuada. Lleva la mano derecha al hombro izquierdo.

2. Apoya la mano izquierda en el codo derecho y presiónalo suavemente hacia la garganta. Mantén la postura un momento de manera cómoda.

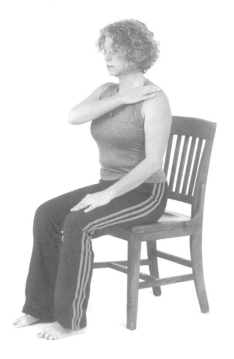

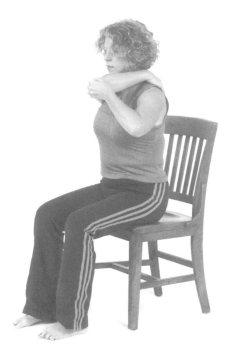

Cambia de lado y repite.

Variante: En el paso 2, presiona con el codo derecho la mano izquierda. Mantén la postura un momento de manera cómoda, sin contener la respiración. Suelta y lleva la mano derecha un poco más hacia atrás.

El marco

Para los hombros

Recuerda no arquear la zona lumbar. Puedes hacerlo también sentado en una postura adecuada.

1. De pie, en una postura adecuada, apoya la mano derecha en el codo izquierdo y la mano izquierda en el codo derecho.

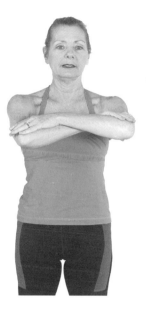

2. Eleva lentamente los brazos sobre la cabeza hasta una altura cómoda. Mantén la postura un momento. Has enmarcado tu cara en un marco creado por tus brazos: ¡sonríe!

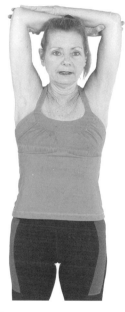

Repite si lo deseas.

La cremallera

Para los hombros

Puedes hacerlo también sentado en una postura adecuada.

1. De pie, en una postura adecuada, agarra una correa con la mano derecha. Lleva el brazo derecho por encima de la cabeza, pon la mano detrás de esta y agarra el otro extremo de la correa con la mano izquierda.

2. Levanta la mano derecha lo más que puedas tirando de la izquierda, sin que llegue a molestar. Mantén la postura un momento.

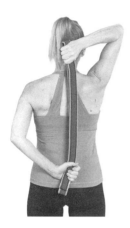

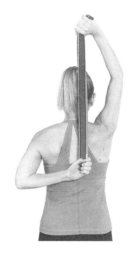

3. Baja la mano izquierda para hacer descender a la derecha. Mantén la postura un momento cómodamente.

Variante avanzada: Cuando ganes flexibilidad, intenta que los dedos de las dos manos se agarren.

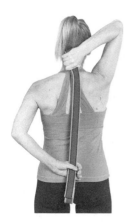

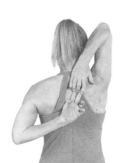

Cambia de lado y repite.

I, Y y T

Para los hombros

1. Siéntate en un fitball y mueve lentamente los pies hacia delante hasta que la espalda, el cuello y la cabeza se apoyen sobre la pelota. Los pies deben estar separados el ancho de los hombros y flexionados 90 grados. Extiende los brazos hacia el techo con las palmas enfrentadas.

2. Contrayendo los abdominales, lleva los dos brazos lentamente hacia atrás para formar una «I» con tu cuerpo.

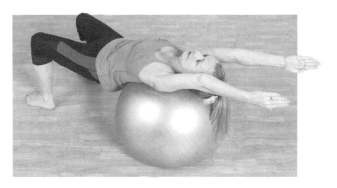

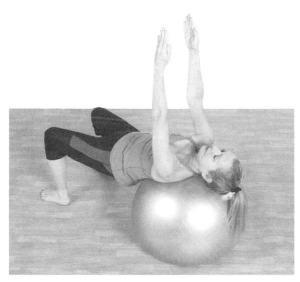

3. Vuelve a la posición inicial y lleva los brazos hacia atrás y hacia los lados formando una «Y».

4. Vuelve a la posición inicial y abre los brazos para formar una «T».

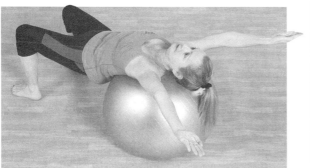

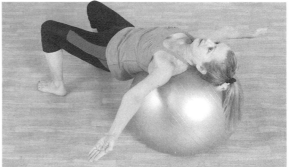

Juntar los codos

Para el tórax y los hombros

Puedes hacerlo también de pie en una postura adecuada.

1. Siéntate en una silla estable con una postura adecuada. Apoya las manos en los hombros, con los codos apuntando hacia delante.

2. Acerca lentamente los codos para juntarlos por delante del cuerpo.

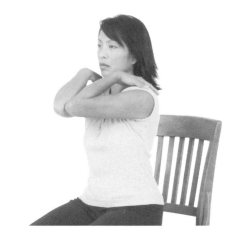

3. Lleva los codos hacia atrás, juntando los omóplatos. Mantén el estiramiento, centrándote en abrir el pecho.

Variante: Después del paso 2, dibuja círculos con los hombros.

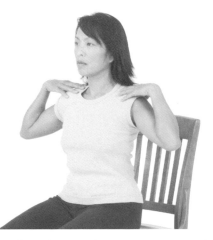

Lleva los hombros a la posición inicial y repite si lo deseas.

Codos hacia la pared

Para el tórax

1. Colócate de pie con la espalda y la cabeza contra una pared. Apoya las manos en los hombros, con los codos apuntando hacia delante.

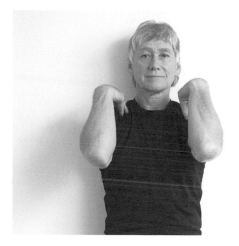

2. Con cuidado, lleva los hombros hacia la pared. No te ayudes arqueando la espalda. Tocar la pared es esencial; el objetivo es sentir un suave estiramiento en el pecho y en los hombros.

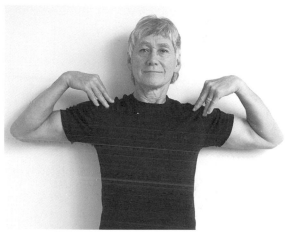

3. Acerca los hombros lentamente hasta juntarlos.

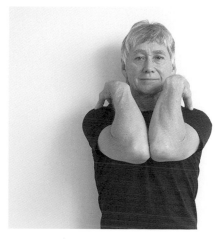

Vuelve a la posición inicial.

Estiramiento de brazos desde atrás

Para el tórax y los hombros

Puedes usar una barra en vez de una correa.

1. De pie, en una postura adecuada, sostén una correa con las dos manos detrás de la espalda.

2. Intenta estirar los brazos por detrás. Procura juntar los omóplatos. Mantén la postura mientras sea cómoda.

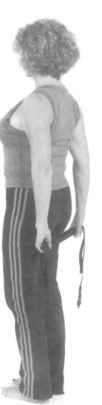

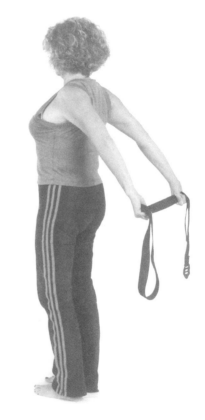

Variante avanzada: En vez de usar una correa, entrelaza las manos tras la espalda.

Estiramiento de pectorales

Para los hombros y el tórax

Puedes hacerlo también de pie en una postura adecuada.

1. Siéntate en una silla estable con una postura adecuada. Coloca las manos detrás de la cabeza.

2. Lleva los codos hacia atrás, intentando juntar los omóplatos. Abre el pecho y contrae la parte superior de la espalda, sin llevar los brazos más atrás de lo que te resulte cómodo. Mantén la postura un momento.

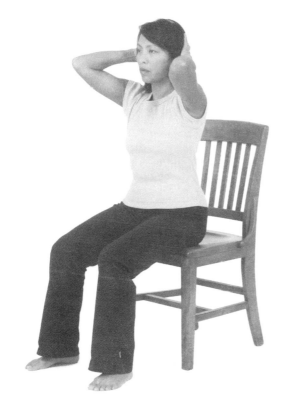

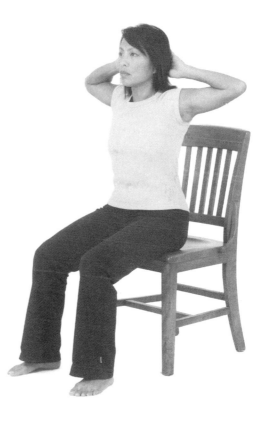

Repite si lo deseas.

Estiramiento del tórax

Para el tórax

ADVERTENCIA: No te arquees demasiado hacia atrás; mantén el estiramiento dentro de tu zona de comodidad.

1. Arrodíllate frente a un fitball y apoya el vientre y el pecho en la pelota. Apóyate en la pelota con las manos y los antebrazos. Extiende las piernas, formando una línea recta desde la cabeza a los pies.

2. Con el cuello y la cabeza en una posición neutra, levanta con suavidad el tórax. No te eleves demasiado.

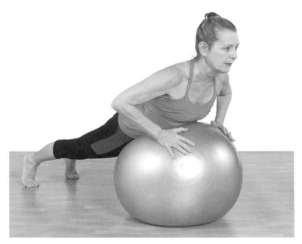

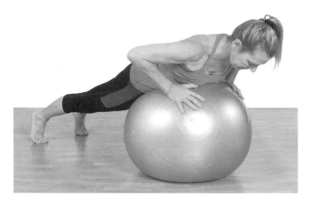

Vuelve a la posición inicial.

Muñecas hacia dentro y hacia fuera

Para los antebrazos y las muñecas

1. Siéntate en una silla estable con una postura adecuada. Apoya los puños en los muslos con los pulgares apuntando hacia el techo.

2. Gira los puños despacio para apuntar con los pulgares hacia dentro.

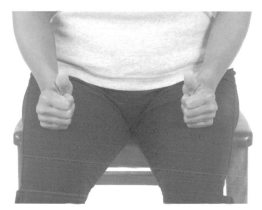

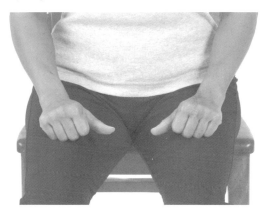

3. Gira los puños despacio para apuntar con los pulgares hacia fuera.

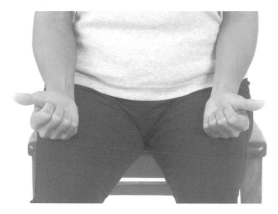

Repite si lo deseas.

Estiramiento de muñecas en posición sentada

Para los antebrazos y las muñecas

1. Siéntate en una silla estable. Apoya los antebrazos en los muslos de modo que las manos cuelguen. Mueve los puños de forma que los nudillos apunten hacia el techo y haz una pausa de 1 o 2 segundos.

2. Apunta con los nudillos hacia el suelo y haz una pausa de 1 o 2 segundos.

Repite mientras te sientas cómodo.

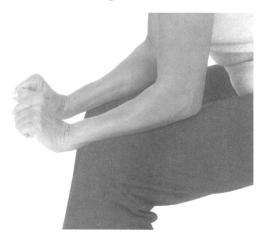

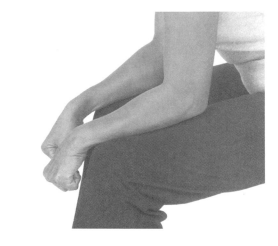

Variante avanzada: Después de elevar los nudillos en el paso 1, extiende los dedos. Luego vuelve a cerrar el puño, apunta con los nudillos hacia el suelo y extiende los dedos hacia abajo.

Estiramiento de muñecas de pie

Para los antebrazos y las muñecas

La postura: De pie, en una postura adecuada, extiende el brazo derecho delante de ti a la altura de los hombros, con la palma hacia delante y los dedos hacia el techo. Empuja los dedos suavemente hacia atrás con la mano izquierda hasta que sientas el estiramiento deseado en la muñeca. Mantenlo unos segundos.

Variante avanzada: Prueba el ejercicio con los dedos apuntando hacia abajo.

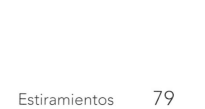

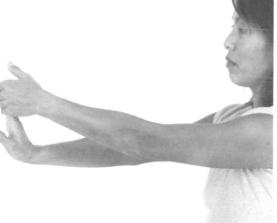

Repite si lo deseas y luego cambia de lado.

Estiramiento de muñecas de rodillas

Para los antebrazos y las muñecas

Este es un ejercicio muy avanzado.

1. Arrodíllate en el suelo; si es necesario, sobre una colchoneta.

2. Apoya las manos en el suelo con los dedos apuntando hacia ti.

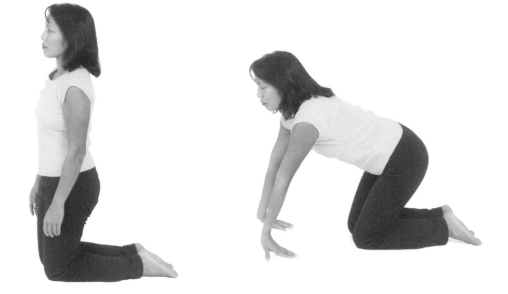

3. Baja lentamente las palmas hacia el suelo sin forzar las muñecas. Mantén los codos relajados. Mantén la postura un momento cómodamente.

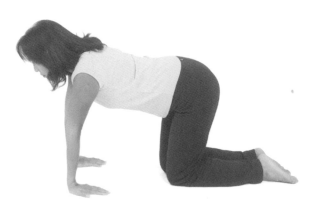

Masaje de antebrazos

Para los antebrazos

La postura: Arrodíllate frente a un rollo de espuma, apoyando en él los antebrazos con las palmas hacia abajo. Desplaza los brazos lentamente hacia delante y hacia atrás. Detente y aplica presión cuando precises dedicar más atención a una zona.

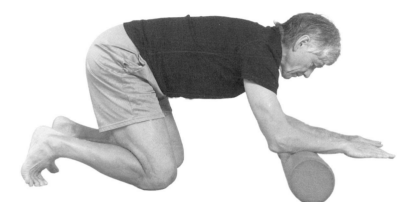

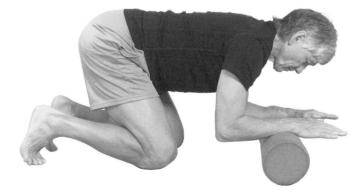

Enrollar la banda elástica

Para los antebrazos y los dedos

1. Siéntate en un fitball con una postura adecuada. Agarra el extremo de una banda elástica con la mano derecha y extiende el brazo derecho frente a ti, con la palma hacia abajo.

2. Gira la palma hacia arriba y recoge otro trozo de banda en la mano.

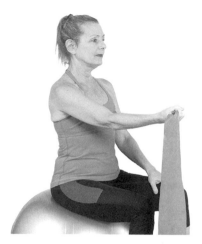

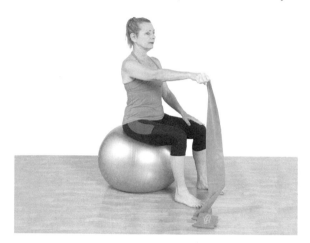

3. Gira la palma hacia abajo y recoge más banda en la mano, formando una bola. Continúa así hasta recoger en la mano todo lo que puedas de la banda y luego comprímela varias veces.

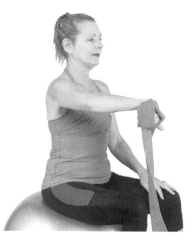

Cambia de mano y repite.

Exprimir

Para los antebrazos y los dedos

1. Sentado con una postura adecuada, sostén con la mano derecha un objeto blando que pueda estrujarse y extiende el brazo frente a ti. Mantén el brazo izquierdo pegado al cuerpo.

2. Estruja el objeto lentamente y mantenlo apretado 1 a 2 segundos.

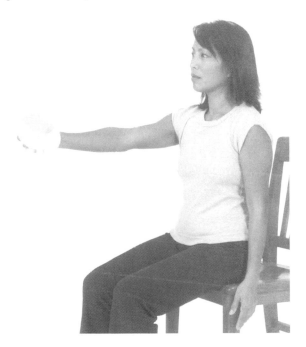

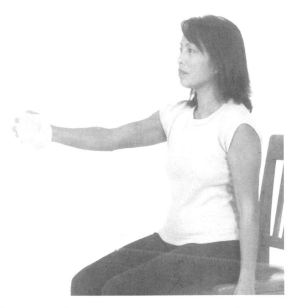

Repite varias veces mientras te sea cómodo.

Cambia de mano y repite.

Modificación: Puedes probar a hacerlo con un objeto en cada mano.

Variante: Pruébalo con algo más difícil de apretar, como una pelota de tenis.

Juntar los dedos

Para las manos, los antebrazos y los dedos

1. Siéntate en el borde de una silla estable. Apoya las manos en los muslos con las palmas hacia arriba. Acerca la punta del dedo meñique al pulgar y luego haz lo mismo con los otros dedos hasta llegar al índice

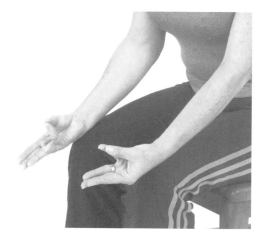

2. Gira las manos hacia abajo y repite el ejercicio.

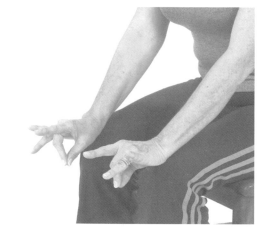

Variante con la base de los dedos: Toca con el pulgar la base del meñique y luego sigue con cada dedo hasta llegar al índice. Vuelve las palmas hacia abajo y repite el ejercicio.

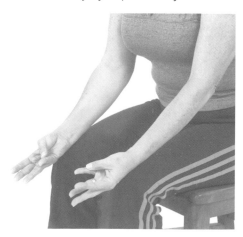

Extensión de los dedos

Para las manos, los antebrazos y los dedos

Este ejercicio puede hacerse también de pie.

1. Siéntate en una silla estable con una postura adecuada. Apoya las manos en los muslos con las palmas hacia abajo y los dedos extendidos. Junta los dedos, incluido el pulgar.

2. Separa todos los dedos lo más que puedas.

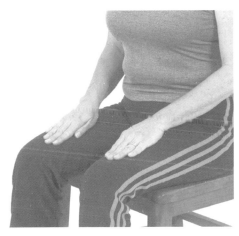

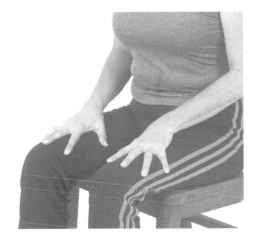

Gira las palmas hacia arriba y repite los pasos 1 y 2.

Estiramiento en V-W

Para las manos y los dedos

Este ejercicio puede hacerse también de pie.

1. Siéntate en una silla estable con una postura adecuada. Apoya las manos en los muslos con las palmas hacia abajo. Junta todos los dedos.

2. Separa los dedos uno a uno, empezando por el meñique, luego el anular, hasta separar todos los dedos. Junta los dedos y repite el ejercicio.

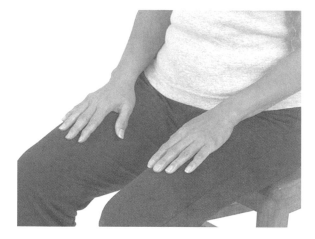

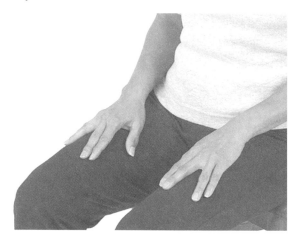

Variante avanzada: Aumenta la dificultad manteniendo los brazos extendidos frente a ti. En vez de simplemente separar los dedos, intenta formar una V y una W. Para hacer una V: separa el dedo meñique y el anular del índice y el medio. Para hacer una W: Junta el dedo anular y el medio y separa de estos dos el meñique y el índice.

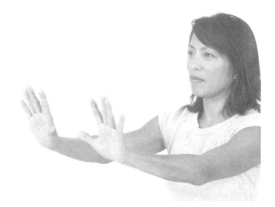

La palmera

Para el tórax

ADVERTENCIA: Si tienes problemas de equilibrio o en las lumbares, no hagas este ejercicio. Puedes probarlo también de pie en una postura adecuada.

1. Siéntate en una silla estable con una postura adecuada. Levanta los brazos por encima de la cabeza lo más recto posible mientras sea cómodo. Inspira lenta y profundamente por la nariz. Espirando por la boca, inclínate despacio hacia la izquierda. Mantén la postura un momento, sintiendo el estiramiento en el lado derecho del cuerpo.

2. Ahora inspira lenta y profundamente por la nariz e inclínate hacia la derecha. Mantén la postura un momento cómodamente.

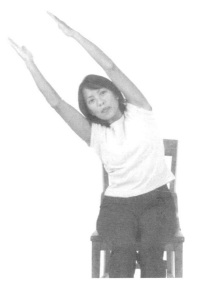

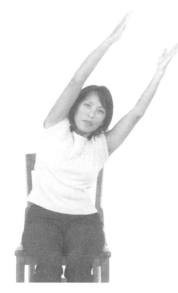

Variante avanzada: Intenta juntar las manos mientras te inclinas a cada lado.

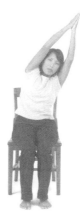

Torsión del tronco

Para el tórax

ADVERTENCIA: Si tienes problemas en la zona lumbar, ten cuidado. Puedes hacerlo también de pie en una postura adecuada.

1. Siéntate en una silla estable con una postura adecuada. Cruza los brazos delante de ti e inspira lenta y profundamente por la nariz. Espirando por la boca, gira lentamente hacia la izquierda. Mantén la postura un momento cómodamente y siente el estiramiento en el torso.

2. Coge aire y vuelve a la posición inicial antes de soltar el aire y girar a la derecha. Mantén la postura un momento de manera cómoda y siente el estiramiento en el torso.

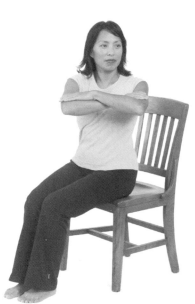

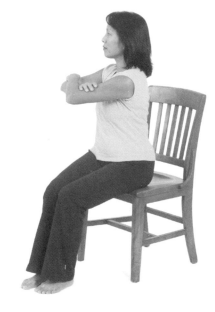

Variante: Apoya el palo de una escoba en tus hombros y realiza las torsiones suavemente.

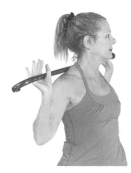

Inclinación lateral

Para el torso

ADVERTENCIA: Si tienes problemas en las lumbares, ten cuidado. Puedes hacer este estiramiento también sentado en una postura adecuada.

1. De pie, en una postura adecuada, levanta el brazo derecho por encima de la cabeza hasta una altura cómoda. Inspira profundamente por la nariz.

2. Espira por la boca e inclínate despacio y con cuidado hacia la izquierda. Cuando sientas bien el estiramiento en el lado derecho del cuerpo, mantén esta posición durante un momento.

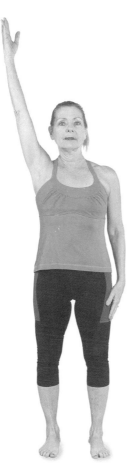

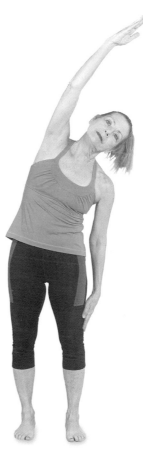

Cambia de lado y repite.

Variante: Si tienes los hombros tensos, apoya las manos sobre la cabeza.

Inclinación lateral con banda

Para el torso

ADVERTENCIA: Si tienes artrosis en la columna, hazlo con cuidado.

1. De pie, con los pies separados el ancho de los hombros, coloca una banda elástica bajo el pie derecho. Con la mano derecha, agarra la banda a la altura de la cadera.

2. Inclina el cuerpo hacia la izquierda.

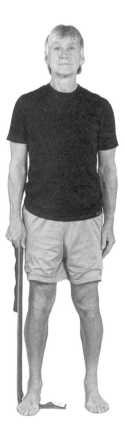

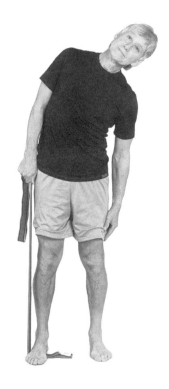

Vuelve a la posición inicial y repite.

Cambia de lado.

Rotación de torso

Para el torso

Este ejercicio utiliza una banda de resistencia para estirar y reforzar el torso.

1. Fija la banda en una puerta de modo que quede a la altura del pecho. De pie, con el lado izquierdo hacia la puerta, agarra la banda con las dos manos y aléjate de la puerta hasta extender los dos brazos del todo. Los pies deben estar alineados con los hombros.

2. Gira lentamente a la derecha y mantén la postura de 1 a 2 segundos.

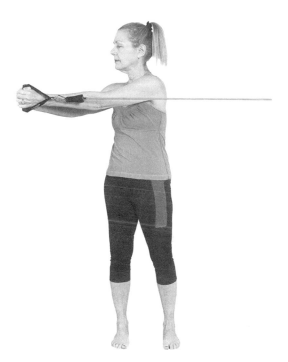

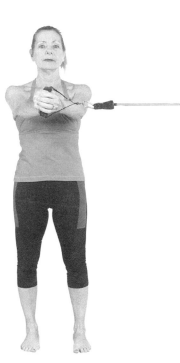

Vuelve a la posición inicial y repite si lo deseas.

Cambia de lado.

Relajación del torso

Para el torso, la columna vertebral y el cuello

Este ejercicio relaja la tensión de la espalda y alarga la columna vertebral y el cuello. Utiliza un fitball grande.

ADVERTENCIA: Si estás embarazada o tienes problemas de estómago, consulta a tu médico antes de hacer este ejercicio.

La postura: Arrodíllate frente a un fitball. Rodea con tu cuerpo la pelota abrazándola o apoyando las manos en el suelo frente a ti si es necesario. Respira lenta y profundamente.

Para separarte de la pelota, lleva tu peso hacia las caderas y vuelve a arrodillarte.

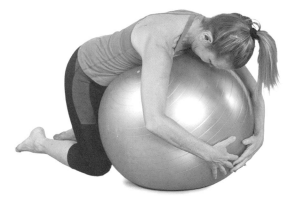

Balanceo de rodillas

Para el torso y las caderas

ADVERTENCIA: Si tienes problemas en las lumbares, no hagas este ejercicio.

1. Túmbate en una colchoneta con las rodillas flexionadas y los pies planos en el suelo. Coloca los brazos abiertos formando una «T». Cogiendo aire por la nariz, permite que las rodillas caigan a la derecha de manera cómoda. Espira y mantén la postura un momento cómodamente.

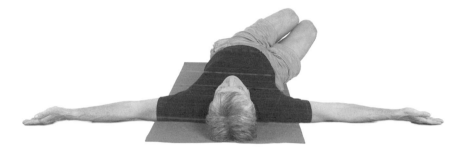

2. Inspira y lleva las rodillas de nuevo al centro; luego déjalas caer a la izquierda. Espira y mantén la postura un momento cómodamente.

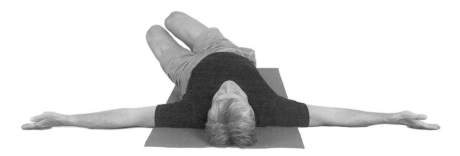

Balanceo con piernas cruzadas

Para el torso y el piriforme

ADVERTENCIA: Si tienes problemas en la zona lumbar, ten cuidado.

1. Túmbate en una colchoneta con las rodillas flexionadas y los pies planos en el suelo. Con la atención en la respiración, coloca la rodilla izquierda sobre la derecha.

2. Permite que la rodilla izquierda caiga lentamente hacia la derecha. Detente cuando sientas tensión. Mantén la postura un momento cómodamente. Deberías sentir el estiramiento en la nalga izquierda. Céntrate en el estiramiento, no en lo cerca que llegues del suelo.

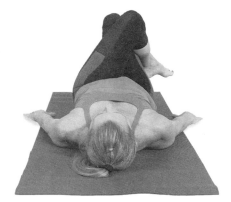

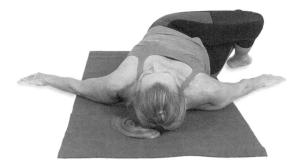

Cambia de lado y repite.

Rodilla al pecho en diagonal

Para el torso y el glúteo mayor

ADVERTENCIA: No hagas este ejercicio si tienes problemas en las caderas

1. Túmbate en una colchoneta con las rodillas flexionadas y los pies planos en el suelo. Coloca la rodilla derecha sobre la izquierda

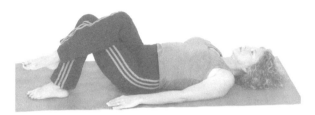

2. Lleva las dos rodillas hacia el pecho y, con la mano izquierda, acerca la rodilla derecha al hombro izquierdo. Mantén la postura un momento de manera cómoda, centrándote en el estiramiento, no en cuánto consigues acercar la rodilla al hombro.

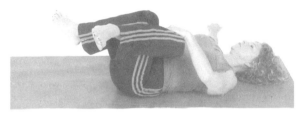

Cambia de lado y repite.

Variante: Puedes usar una correa para acercar las rodillas.

Rodilla al pecho en posición sentada

Para la zona lumbar y el glúteo mayor

1. Siéntate en una silla estable con una postura adecuada. Entrelaza las manos por debajo de la rodilla izquierda.

2. Acerca la rodilla izquierda al pecho. Mantén la postura un momento de manera cómoda, a la vez que sientes el estiramiento en el glúteo.

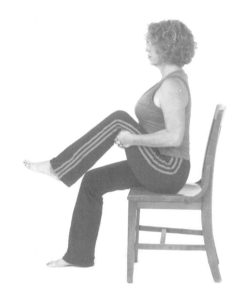

Suelta la rodilla, cambia de lado y repite.

Rodilla al pecho en posición tumbada

Para la zona lumbar y el glúteo mayor

1. Túmbate en una colchoneta con un cojín bajo la cabeza, si lo necesitas. Flexiona las rodillas con los pies planos en el suelo. Pasa una correa por detrás de la rodilla derecha sosteniendo con las manos los extremos.

Variante de nivel intermedio: Puedes acercar la rodilla al pecho usando solo las manos.

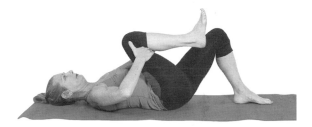

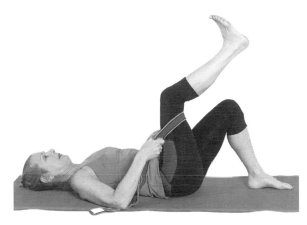

2. Tira de la correa con suavidad para llevar las rodillas hacia el pecho. Mantén la postura un momento cómodamente.

Variante avanzada: Extiende una pierna en el suelo y lleva una rodilla al pecho.

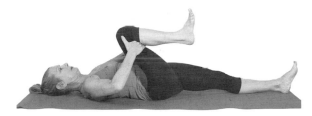

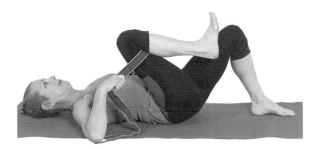

Suelta la rodilla, cambia de lado y repite.

Dos rodillas al pecho

Para la zona lumbar y el glúteo mayor

1. Túmbate en una colchoneta con un cojín bajo la cabeza, si lo necesitas. Flexiona las rodillas con los pies planos en el suelo. Pasa una correa por detrás de las dos rodillas sosteniendo con las manos los extremos.

2. Tira con suavidad de la correa para acercar las rodillas al pecho. Mantén la postura un momento de manera cómoda, sintiendo el estiramiento en los glúteos y zona lumbar.

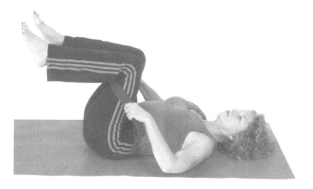

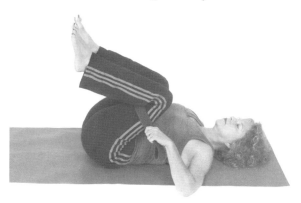

Variante avanzada: Usa las manos para acercar las rodillas.

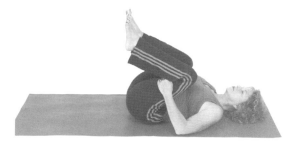

Plegarse como una bola

Para la zona lumbar, el glúteo mayor y el torso

ADVERTENCIA: No hagas este ejercicio si tienes problemas en las rodillas.

1. Ponte a cuatro patas sobre el suelo. Coge aire por la nariz.

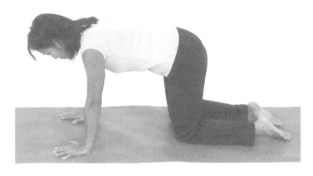

2. Espirando profundamente por la boca, lleva el trasero hacia los talones. Si sientes incomodidad, pon un cojín entre los talones y el trasero.

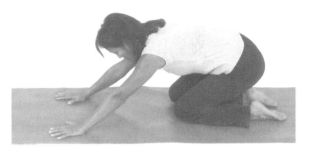

3. Apoya la frente en el suelo o en un cojín y pon los brazos estirados junto al cuerpo. Mantén la postura un momento cómodamente, disfrutando del estiramiento en la parte alta y baja de la espalda.

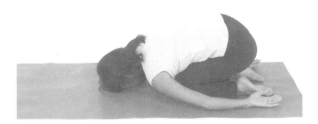

Variante: Durante el estiramiento, te ayudará si alguien puede deslizar la mano hacia arriba y hacia abajo en tu espalda.

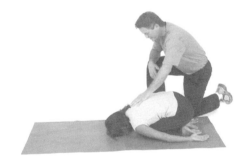

Variante avanzada: Estira los brazos hacia delante.

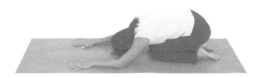

Estiramiento del piriforme

Para la zona lumbar y piriforme

El piriforme es un músculo que se encuentra en la zona profunda de la región glútea, a través del cual pasa el nervio ciático. Cuando está demasiado tenso, puede presionar el nervio ciático, provocando los síntomas de la ciática.

1. Túmbate en una colchoneta con las rodillas flexionadas y los pies planos en el suelo. Coloca la rodilla derecha sobre la izquierda.

2. Pasa una correa alrededor de las piernas y acerca las rodillas al pecho. Detente cuando se produzca tensión. Mantén la postura un momento cómodamente, centrándote en la sensación del estiramiento.

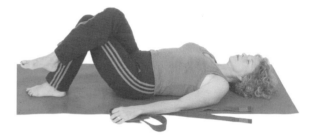

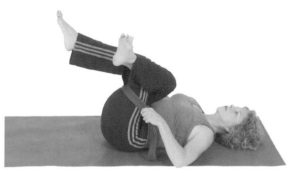

Cambia de lado y repite.

Variante avanzada: Usa solo las manos para acercar las rodillas.

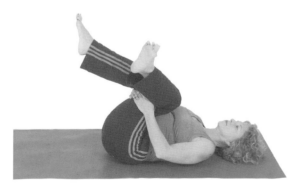

Mecerse y rodar

Para la zona lumbar y el torso

1. Túmbate en una colchoneta y acerca lentamente las rodillas al pecho. Rodea las piernas con las dos manos y permite que los hombros se levanten.

2-3. Mientras inspiras profundamente por la nariz y espiras por la boca, mécete despacio y de manera relajada hacia la izquierda y la derecha.

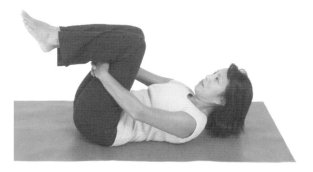

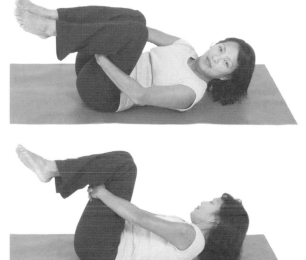

Mecerse sobre un rodillo

Para la zona lumbar y el torso

1. Túmbate boca arriba y coloca un rodillo de espuma bajo el coxis. Acerca lentamente las rodillas al pecho con las dos manos.

2-3. Mientras inspiras profundamente por la nariz y espiras por la boca, mécete despacio y de manera relajada hacia la izquierda y la derecha.

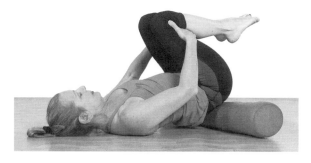

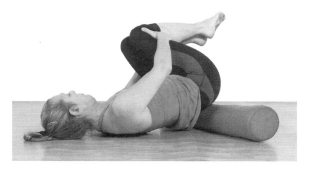

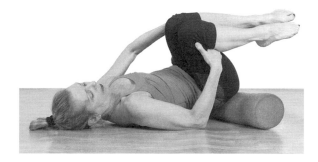

Estirar los abdominales

Para los abdominales, la zona lumbar y el torso

Este ejercicio requiere un fitball grande y una pelota terapéutica de tamaño mediano. Si no tienes una pelota mediana, utiliza dos pequeñas firmes o duras. También puedes colocar bajo la espalda los puños en vez de las manos.

La postura: Túmbate boca arriba y apoya las piernas en un fitball. Si no te resulta molesto, coloca una pelota terapéutica de tamaño mediano bajo la zona lumbar. Pon las manos donde te resulte cómodo (a los lados o debajo de la cabeza). Respira y relájate, permitiendo que la zona abdominal se alargue.

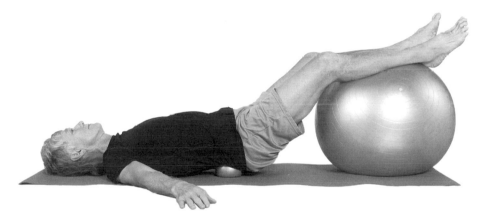

Flexor de la cadera de rodillas

Para los flexores de la cadera

ADVERTENCIA: No hagas este ejercicio si tienes poco equilibrio o problemas en las rodillas.

La postura: Arrodíllate sobre una colchoneta con una silla a tu izquierda. Adelanta la rodilla derecha apoyando el pie derecho en el suelo. Mantén una postura erguida llevando la barbilla hacia dentro, juntando los omóplatos, metiendo el ombligo y contrayendo los glúteos.

Empuja con las caderas hacia delante hasta que sientas un estiramiento cómodo en la pierna arrodillada. Mantén la postura un momento.

Variante intermedia: Desliza la pierna izquierda hacia atrás y presiona con la almohadilla en el suelo.

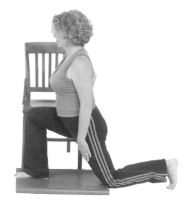

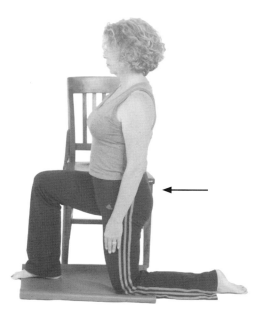

Cambia de lado y repite.

Variante avanzada: Apóyate en la almohadilla del pie de atrás para elevar la rodilla del suelo e intensificar el estiramiento.

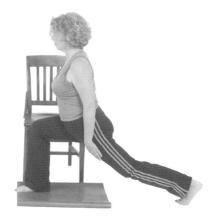

Flexor de la cadera de pie

Para los flexores de la cadera

La postura: Colócate de pie detrás de una silla, apoyando las manos en el respaldo. Desliza la pierna derecha hacia atrás hasta una distancia cómoda. Sin despegar del suelo el pie de atrás, empuja desde el coxis para llevar las caderas hacia delante. Mantén la postura un momento de manera cómoda, favoreciendo el estiramiento en el muslo y la zona de la cadera más que en la pantorrilla.

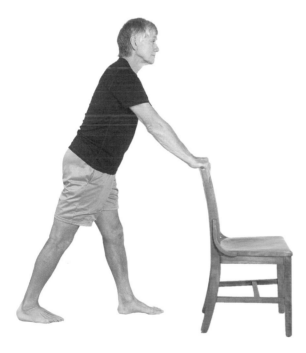

Cambia de lado y repite.

Flexor de la cadera boca arriba

Para los flexores de la cadera

1. Túmbate boca arriba con las rodillas flexionadas y los pies planos en el suelo. Coloca una pelota terapéutica de tamaño mediano bajo el coxis. Ajusta la pelota para mantenerte cómodamente en equilibrio.

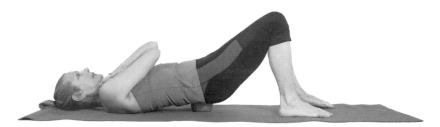

2. Una vez tu postura sea estable, coge aire y acerca la rodilla derecha al pecho abrazándola por debajo con las manos. Espira y estira la pierna izquierda en el suelo tanto como puedas de manera cómoda. Mantén la postura, respirando lenta y profundamente y sintiendo el estiramiento en la pierna extendida.

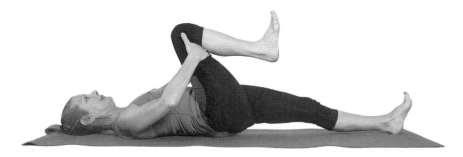

Cambia de lado.

La mariposa

Para los aductores y la zona lumbar

1. Siéntate en una colchoneta con las rodillas flexionadas y los pies planos en el suelo. Junta las plantas de los pies y deja que las rodillas caigan hacia el suelo.

2. Pasa una correa alrededor de los pies y ayúdate de ella para inclinarte hacia delante, no hacia abajo. Mantén la postura un momento cómodamente.

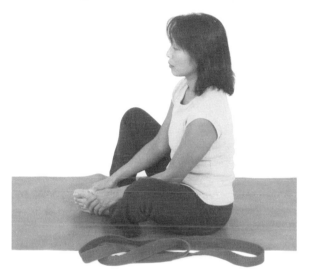

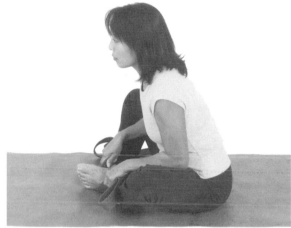

Repite si lo deseas.

Variante avanzada: Inclínate hacia delante agarrando los tobillos con las manos.

Estiramiento de los aductores en silla

Para los aductores

1. Siéntate en el borde de una silla estable y apoya los pies planos en el suelo. Abre las piernas situando las rodillas y los pies en un ángulo de 45 grados respecto a los costados.

2. Apoya las manos en el interior de los muslos y empuja las piernas suavemente para abrirlas un poco más. Mantén la postura un momento cómodamente.

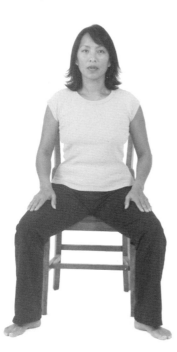

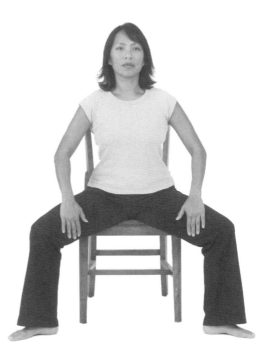

Repite si lo deseas.

Estiramiento de los aductores en el suelo

Para los aductores

1. Túmbate boca arriba con las rodillas flexionadas y los pies planos en el suelo. Coloca una pelota terapéutica de tamaño mediano bajo el coxis. Ajusta la pelota para mantenerte cómodamente en equilibrio.

2. Una vez tu postura sea estable, espira y permite que las rodillas caigan lentamente hacia los lados. Mantén el estiramiento respirando lenta y profundamente, sintiendo el estiramiento en la cara interior del muslo.

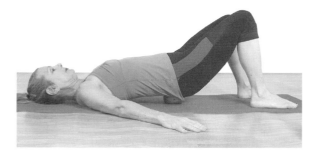

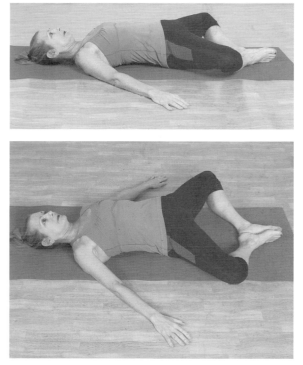

Masaje de los aductores

Para los aductores

1. Túmbate boca abajo con las dos piernas estiradas, apoyándote en los antebrazos. Flexiona la pierna derecha y desplaza la rodilla hacia la derecha, abriendo la cadera. Pon 1 o 2 pelotas pequeñas firmes (o un calcetín) bajo la parte interior del muslo derecho.

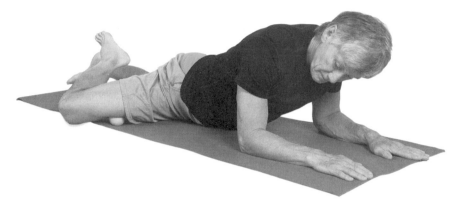

2. Desplaza la pelota con cuidado bajo el muslo, controlando la presión con el peso de tu cuerpo. Respira lenta y profundamente.

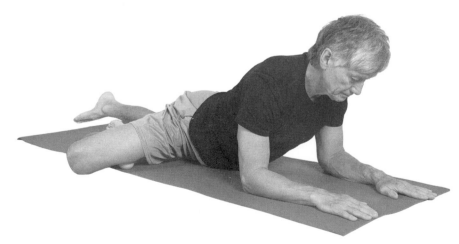

Cambia de lado.

Estiramiento de los isquiotibiales

Para los isquiotibiales

Ten cuidado de que la silla no se vuelque.

1. Siéntate en el borde de una silla estable. Pasa una correa por la almohadilla del pie izquierdo, sosteniendo con las manos los extremos. Extiende las piernas frente a ti y apoya los talones en el suelo, con los pies flexionados en un ángulo de 90 grados.

2. Apoya el talón izquierdo en el pie derecho, manteniendo las piernas lo más rectas que puedas. Inspira lenta y profundamente por la nariz.

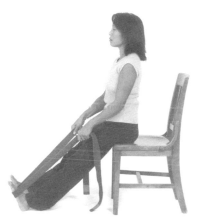

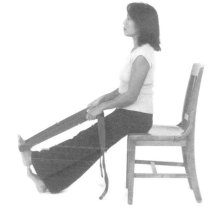

3. Espira por la boca y empújate hacia el frente manteniendo el pecho abierto, en vez de arquear la espalda.

Variante intermedia: En vez de usar una correa, puedes extender los brazos hacia delante como si quisieras alcanzar algo con las manos.

Variante avanzada: Apoya los talones en una silla frente a ti.

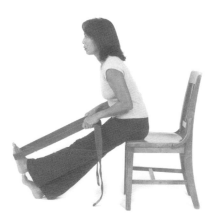

Cambia de lado y repite.

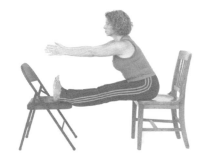

Flexión de tronco de pie

Para los isquiotibiales

ADVERTENCIA: Detente si notas compresión desagradable en las rodillas o molestias en la zona lumbar. En caso de calambre muscular, estira los isquiotibiales.

1. Colócate de pie, en una postura adecuada, con las rodillas relajadas. Inclínate despacio hacia delante desde la cintura, con las rodillas ligeramente flexionadas, e intenta tocar los pies.

2. Detente cuando sientas tensión en los isquiotibiales; apoya las manos en los muslos para descargar la zona lumbar. Mantén la postura de 30 segundos a 1 minuto.

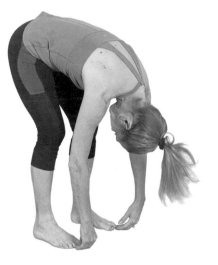

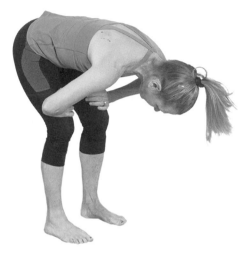

Incorpórate lentamente redondeando la espalda.

Modificación: Si te cuesta mantenerte en equilibrio, apóyate en una silla.

Variante avanzada: Cruza la pierna derecha sobre la izquierda y haz el estiramiento; luego hazlo con la izquierda sobre la derecha.

Estiramiento en V

Para los isquiotibiales y la cara interna de los muslos

1. Siéntate sobre una colchoneta con las dos piernas extendidas y abiertas en V. Inspira profundamente.

2. Con la cabeza y el torso rectos, espira y déjate caer hacia delante hasta que sientas un estiramiento cómodo en los isquiotibiales y la parte interior de los muslos. No redondees la espalda. Mantén la postura un momento, centrándote en la sensación del estiramiento, no en llegar lo más lejos posible. Coge aire por la nariz y vuelve a la posición inicial.

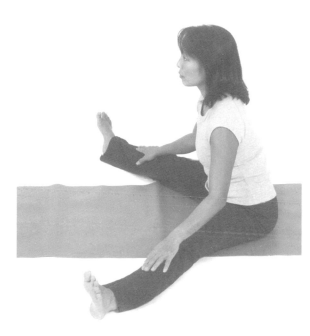

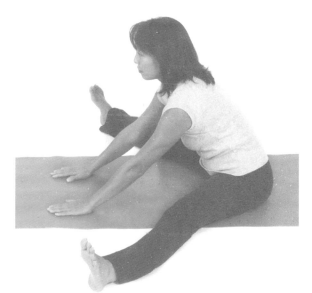

Extender una pierna
con una banda elástica

Para los isquiotibiales y la región lumbar

1. Siéntate en el borde de una silla estable y apoya los pies planos en el suelo. Pasa una correa alrededor de la planta del pie izquierdo, sosteniendo con las manos los extremos.

2. Espira profundamente por la nariz y estira la pierna izquierda. Ahora espira por la boca e intenta estirar la pierna izquierda cuanto puedas de manera cómoda. Mantén la postura un momento.

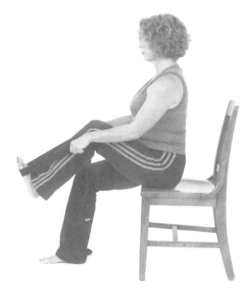

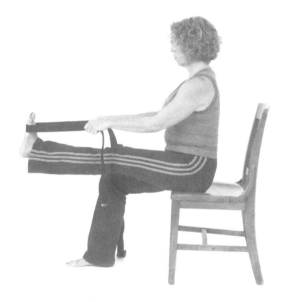

Cambia de lado y repite.

Variante avanzada: Apoya los talones en una silla frente a ti.

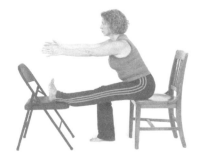

El cuatro invertido

Para los isquiotibiales

1. Túmbate en una colchoneta con las rodillas flexionadas y los pies planos en el suelo. Coloca el tobillo izquierdo sobre la rodilla derecha. Inspira profundamente por la nariz.

2. Agarra la pierna derecha con las manos y acerca la rodilla y el tobillo al pecho mientras espiras.

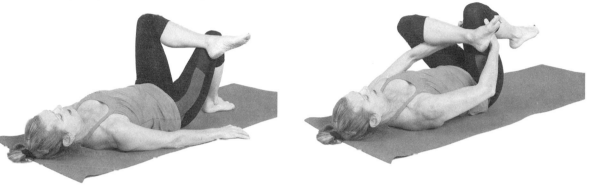

3. Estira la pierna derecha hacia el techo lo máximo que puedas de manera cómoda. Inspira y espira hondo y mantén la postura un momento cómodamente.

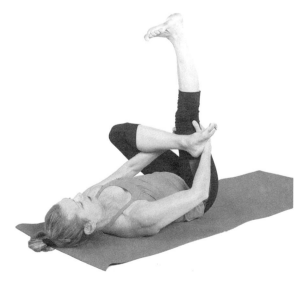

Cambia de lado y repite.

El cuatro

Para los isquiotibiales y la región lumbar

ADVERTENCIA: Si tienes problemas en las rodillas, no hagas este ejercicio.

1. Siéntate sobre una colchoneta con las dos piernas extendidas frente a ti. Mantén el torso lo más erguido posible. Apoya el tobillo izquierdo contra la rodilla derecha. Pasa una correa alrededor de la planta del pie derecho, sosteniendo con las manos los extremos. Inspira profundamente por la nariz.

2. Con la cabeza y el torso rectos, espira e inclínate hacia delante hasta que sientas un estiramiento cómodo en la parte trasera de las piernas. Mantén la postura un momento, centrándote en la sensación del estiramiento, no en llegar lo más lejos posible. Intenta mantener el estiramiento 60 segundos. Espira por la boca y vuelve a la posición inicial.

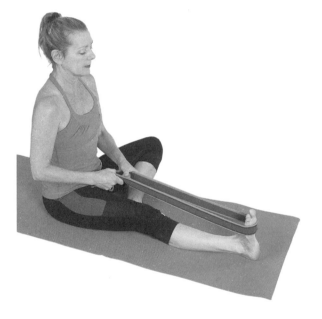

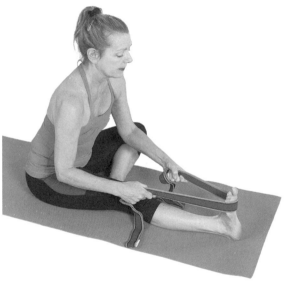

Cambia de lado y repite.

Soltar los isquiotibiales y la cadera

Para los isquiotibiales y la región lumbar

1. Túmbate boca arriba con las rodillas flexionadas y los pies planos en el suelo. Coloca una pelota terapéutica de tamaño mediano bajo el coxis. Ajusta la pelota para mantenerte cómodamente en equilibrio. Inspira y lleva las rodillas al pecho y luego espira y extiende las piernas hacia el techo, como si las deslizases sobre una pared imaginaria.

2. Manteniendo las piernas juntas, desplaza el peso suavemente a la cadera derecha. Haz una pausa, sintiendo el estiramiento en la cadera.

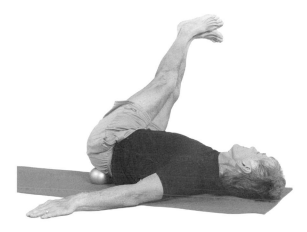

3. Desplaza el peso con cuidado a la cadera izquierda y haz una pausa. Repite si lo deseas.

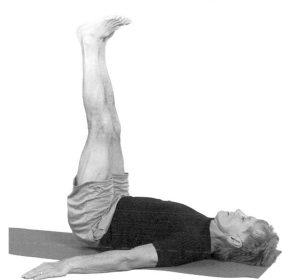

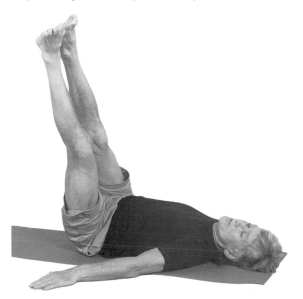

Masaje de isquiotibiales

Para los isquiotibiales

La postura: Siéntate erguido en una silla y pon 1 o 2 pelotas firmes (o un calcetín) bajo una pierna. Haz rodar la pelota bajo el muslo, desde la corva hasta la nalga, controlando la presión con el peso del cuerpo. Usa la intuición para guiarte sobre la presión que debes ejercer, dónde y cuánto tiempo. Respira lenta y profundamente.

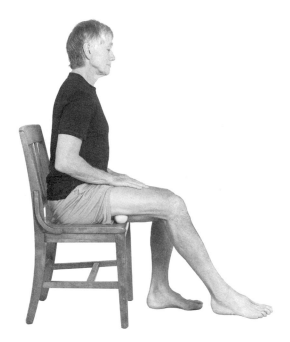

Cambia de lado.

Variante: Si sientes dolor al hacer rodar la pelota, prueba a estirar la pierna lentamente, permaneciendo atento a la presión ejercida.

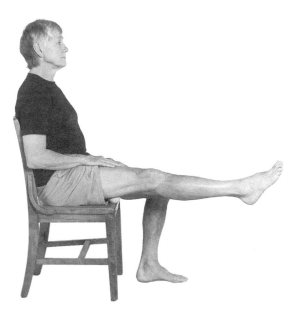

Variante sobre el suelo: Siéntate en el suelo con una o las dos piernas estiradas. Para que sea más fácil hacer rodar la pelota, sostente con las manos o con una pierna flexionada, para levantar el trasero del suelo.

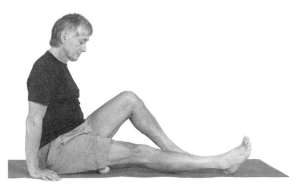

Flexión de tronco en posición sentada

Para los isquiotibiales y la región lumbar

1. Siéntate sobre una colchoneta con las dos piernas extendidas frente a ti y la punta de los pies hacia arriba. Pasa una correa alrededor de los pies, sosteniendo con las manos los extremos.

2. Manteniendo la espalda recta, inclínate hacia delante tanto como puedas de manera cómoda. Mantén el estiramiento mientras resulte cómodo, sintiéndolo en la zona lumbar y en la parte posterior de las piernas. Céntrate en mantener las piernas rectas.

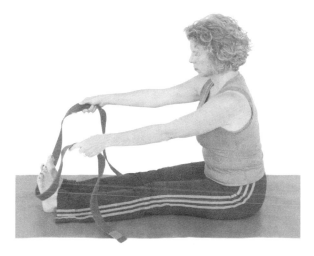

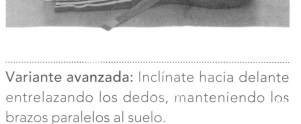

Variante: Si no tienes una correa, puedes presionar los muslos suavemente contra el suelo, apoyando las palmas en los muslos. Puedes pedir a alguien que te ayude empujándote hacia delante

Variante avanzada: Inclínate hacia delante entrelazando los dedos, manteniendo los brazos paralelos al suelo.

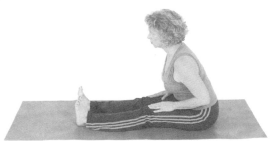

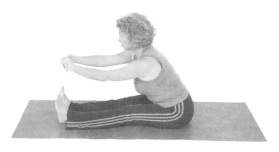

Estiramiento del cuádriceps de pie

Para los cuádriceps

ADVERTENCIA: No hagas este ejercicio si tienes poco equilibrio. Detente si notas compresión desagradable en las rodillas o molestias en la zona lumbar. En caso de calambre muscular, estira los isquiotibiales.

1. Colócate de pie, en una postura adecuada frente a una silla. Pasa una correa alrededor del tobillo derecho y lleva el talón hacia el trasero. Mantén las dos rodillas lo más juntas que puedas.

2. Con suavidad, acerca más el tobillo al trasero, usando el respaldo de la silla para mantenerte en equilibrio, si lo necesitas. Mantén el estiramiento un momento cómodamente.

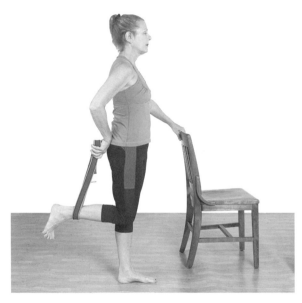

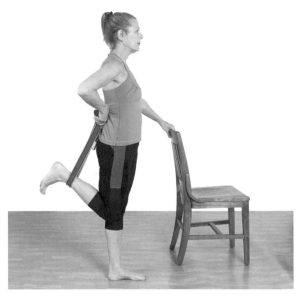

Cambia de lado y repite.

Variación intermedia: Haz lo mismo sin la correa, agarrando el pie con la mano.

Variante avanzada: Hazlo sin la correa y sin la silla, elevando el brazo libre hacia el techo.

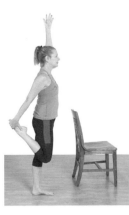

Estiramiento del cuádriceps de lado

Para los cuádriceps

ADVERTENCIA: Detente si notas compresión desagradable en las rodillas o molestias en la zona lumbar. En caso de calambre muscular, haz un estiramiento para los isquiotibiales.

1. Túmbate sobre el lado derecho en una colchoneta. Mantén el cuerpo bien alineado: la cadera izquierda se sitúa sobre la derecha, la rodilla izquierda sobre la derecha, el hombro izquierdo sobre el derecho. Extiende el brazo de abajo para equilibrarte. Pasa una correa alrededor del tobillo izquierdo.

Variante avanzada: Haz lo mismo sin la correa, agarrando el pie con la mano.

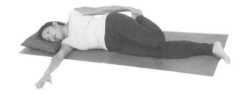

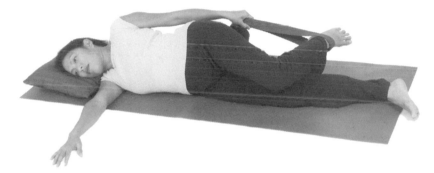

2. Lleva el pie hacia atrás, acercando el talón al trasero. Mantén el estiramiento un momento cómodamente.

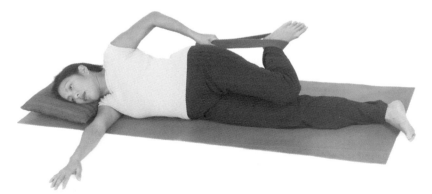

Cambia de lado y repite.

Estiramiento del cuádriceps boca abajo

Para los cuádriceps

1. Échate boca abajo en la colchoneta con las piernas estiradas.

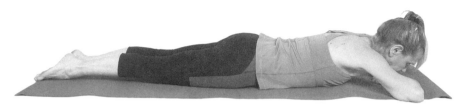

2. Flexiona la pierna derecha hacia el trasero y sostenla así. En caso de calambre muscular, haz un estiramiento para los isquiotibiales.

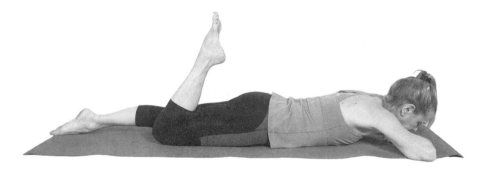

Haz lo mismo con la pierna izquierda.

Estiramiento del cuádriceps de rodillas

Para los cuádriceps

ADVERTENCIA: Si tienes problemas en las rodillas, no hagas este ejercicio. Puedes arrodillarte sobre una almohadilla o una colchoneta para proteger las rodillas.

1. Arrodíllate frente a una silla. Pon un cojín entre los talones y el trasero y apoya las manos en la silla.

2. Sin soltar la silla, acerca lentamente el trasero a los talones. Detente cuando sientas tensión. Mantén el estiramiento un momento cómodamente.

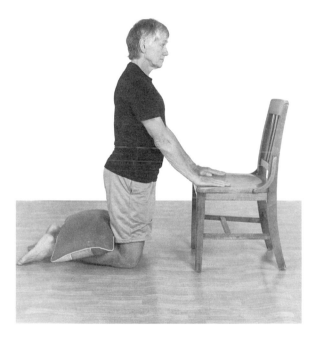

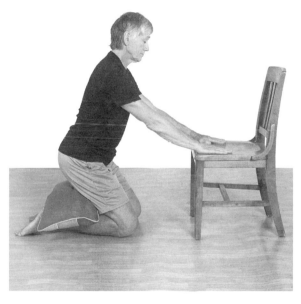

Variante: Para aumentar la intensidad del estiramiento, utiliza un cojín más plano o elimina el cojín.

Masaje de cuádriceps

Para los cuádriceps

ADVERTENCIA: No arquees demasiado la zona lumbar.

1. Túmbate boca abajo con los brazos en
una posición cómoda para apoyarte. Coloca
1 o 2 pelotas firmes (o un calcetín) bajo el
muslo justo por encima de la rodilla.

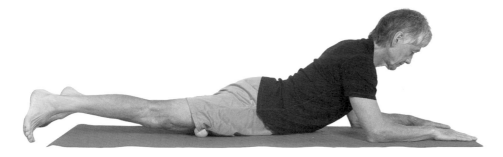

2. Haz rodar la pelota suavemente bajo el
muslo, controlando la presión con el peso de
tu cuerpo. Usa la intuición para guiarte sobre
la presión que debes ejercer, dónde y cuánto
tiempo. Respira lenta y profundamente.

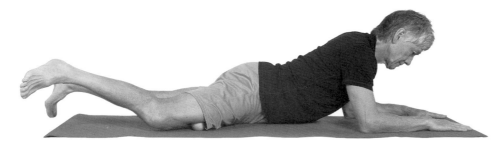

Cambia de lado.

Torsión cruzada

Para la cintilla iliotibial

1. Siéntate en el borde de una silla estable. Cruza la rodilla izquierda sobre la derecha.

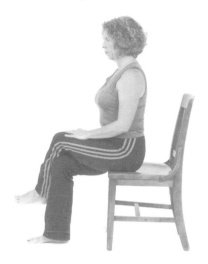

2. Rodea con las dos manos la rodilla izquierda. Gírate suavemente hacia la izquierda empujando la rodilla hacia la línea media del cuerpo. Mantén la postura.

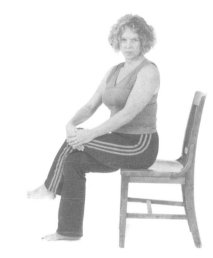

Cambia de lado y repite.

Variante avanzada: Puedes hacer el estiramiento también sentado en el suelo con las piernas estiradas frente a ti. Flexiona la rodilla izquierda y coloca el pie izquierdo en la parte exterior de la pierna derecha, lo más cerca que puedas de la rodilla. Gira hacia la izquierda mirando hacia la derecha.

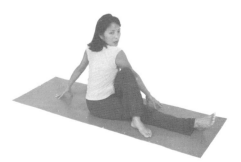

Estiramiento lateral de pie

Para la cintilla iliotibial

ADVERTENCIA: No hagas este ejercicio si tu médico o fisioterapeuta te ha recomendado no cruzar las piernas.

1. Colócate de pie con una silla a tu izquierda. Cruza la pierna derecha por delante de la izquierda.

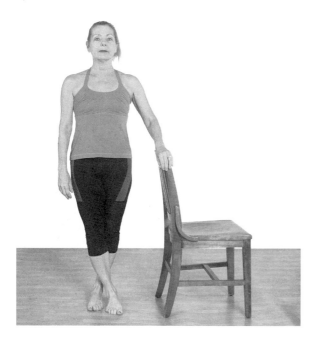

2. Levanta el brazo derecho por encima de la cabeza e inclínate hacia la izquierda empujando suavemente con la cadera derecha hacia fuera. Usa la silla para mantenerte en equilibrio. Mantén el estiramiento un momento cómodamente.

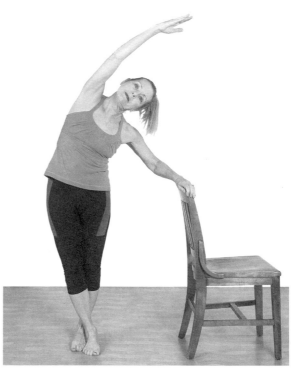

Cambia de lado y repite.

Variante: Si tus hombros están tensos, pon la mano en la cadera.

Variante avanzada: Si no tienes problemas de equilibrio, hazlo sin la silla.

Estiramiento de la pantorrilla

Para la pantorrilla

1. Sitúate de pie detrás de una silla, apoyando las manos en el respaldo. Manteniendo el talón en el suelo, desliza la pierna derecha lo más atrás que puedas.

2. Flexiona la rodilla izquierda hasta que sientas el estiramiento deseado en la pantorrilla. Mantén la postura un momento cómodamente.

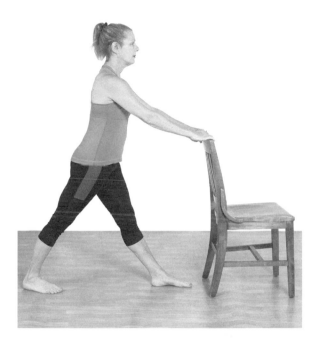

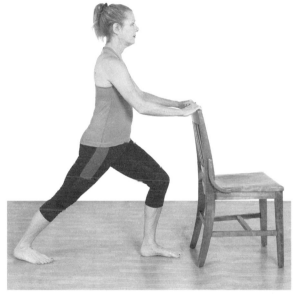

Cambia de lado y repite.

Estiramiento de la pantorrilla con correa

Para la pantorrilla

1. De pie, en una postura adecuada, sostén una correa con la mano izquierda. Adelanta un pie y pasa la correa alrededor de la almohadilla de ese pie.

2. Manteniendo el talón en el suelo, levanta suavemente la punta del pie hasta sentir el estiramiento deseado en la pantorrilla. Mantente así un momento de manera cómoda.

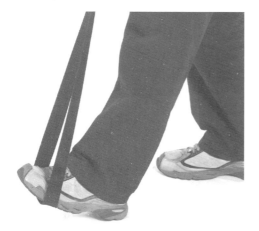

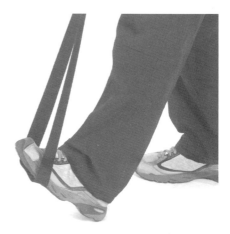

Cambia de lado y repite.

Estiramiento desde el talón

Para la pantorrilla

ADVERTENCIA: Haz este ejercicio solo si eres muy flexible. No te fuerces. Si has sufrido alguna lesión en el talón o tienes poco equilibrio, no hagas este ejercicio.

1. Colócate de pie detrás de una silla, apoyándote en el respaldo. Coloca el pie derecho sobre un bloque.

2. Baja lentamente el talón derecho hacia el suelo hasta que sientas el estiramiento deseado en la pantorrilla. Mantén la postura un momento cómodamente, sosteniéndote en la silla si lo necesitas.

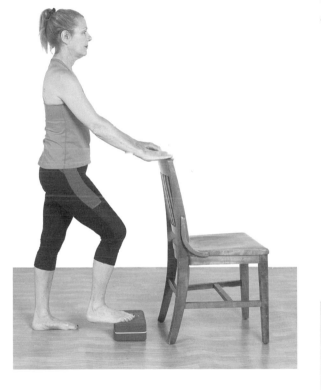

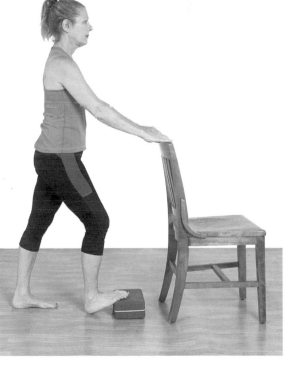

Cambia de lado y repite.

El pedal del acelerador

Para el tobillo

ADVERTENCIA: No fuerces los dedos de los pies en ninguna dirección. Al extender los dedos, podrías sufrir un calambre muscular. Ten cuidado de que la silla no se vuelque.

1. Siéntate en el borde de una silla estable. Extiende la pierna izquierda frente a ti y despégala del suelo.

2. Lleva la punta del pie hacia arriba y mantenla así unos segundos.

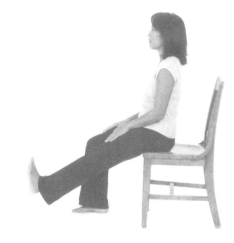

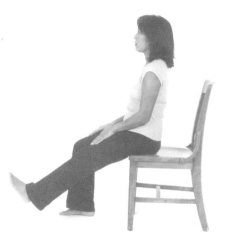

3. Estira la punta del pie y mantenla así unos segundos.

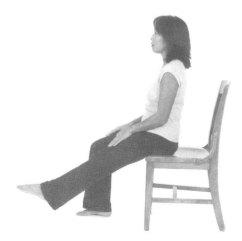

Repite algunas veces mientras sea cómodo y cambia de lado.

Variante con banda elástica: Realiza el ejercicio pasando una banda elástica alrededor de la almohadilla del pie.

Subir y bajar los talones

Para el tobillo

1. Siéntate en el borde de una silla y apoya la almohadilla de los pies en un bloque.

2. Sin despegar los pies del bloque, eleva los talones y mantén el estiramiento unos segundos.

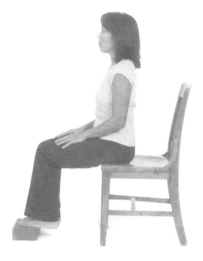

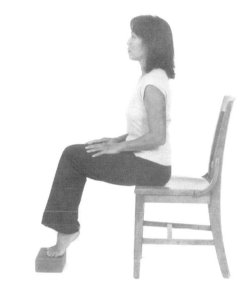

3. Deja caer los talones hacia el suelo y mantén el estiramiento unos segundos.

Repite algunas veces mientras sea cómodo.

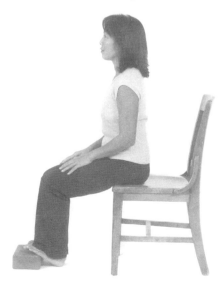

Rotación de tobillo

Para el tobillo

1. Siéntate en el borde de una silla estable. Extiende la pierna izquierda frente a ti y levántala del suelo.

2. Manteniendo la pierna fija (ayúdate con las manos, si es necesario), extiende la punta del pie y describe círculos con el pie en ambas direcciones.

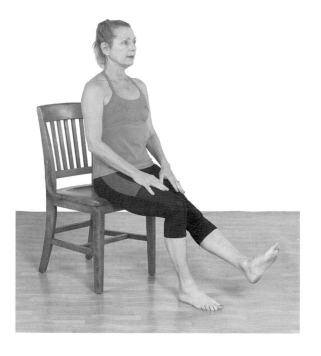

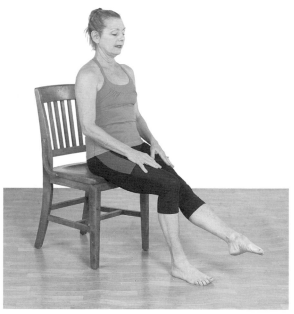

Cambia de lado y repite.

Variante escribiendo: Estira la punta del pie y escribe tu dirección y número de teléfono con el pie. Cambia de lado y repite.

Rotación del pie asistida

Para el tobillo

La postura: Siéntate en el borde de una silla estable. Coloca el tobillo derecho sobre la pierna izquierda y agarra el pie derecho con la mano izquierda. Usa la mano para mover el pie suavemente en círculos cómodos, con giros hacia delante y hacia atrás.

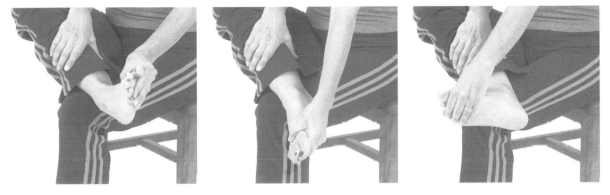

Cambia de lado y repite.

Deslizamiento en rodillo

Para el tobillo

Si no tienes un rodillo de amasar, puedes usar una botella de zumo congelado (esta es útil si hay dolor) o una lata.

1. Siéntate en el borde de una silla estable con los dos pies en el suelo, justo debajo de las rodillas. Coloca un rodillo bajo el arco del pie derecho.

2. Mueve el pie lentamente hacia delante y hacia atrás sobre el rodillo.

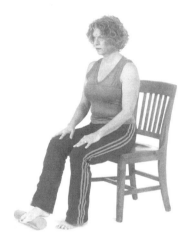

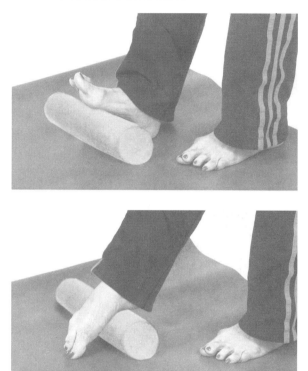

Cambia de lado y repite.

Masaje de pies

Para el pie

Puedes hacerlo de pie o sentado.

La postura: Si tienes problemas de equilibrio, apóyate en una pared o siéntate. Coloca una pelota firme bajo la almohadilla del pie. Masajea todo el pie, incluidos los lados, haciendo rodar la pelota. Usa la intuición para guiarte sobre la presión que debes ejercer, dónde y cuánto tiempo. Respira lenta y profundamente.

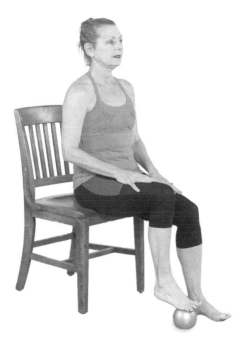

Cambia de lado.

El gato

Para todo el cuerpo

1. Ponte a cuatro patas con las manos bajo los hombros y las rodillas bajo las caderas.

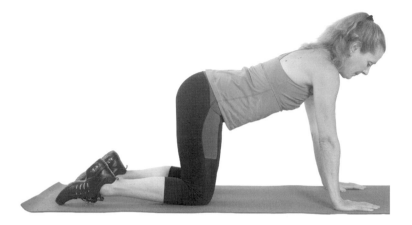

2. Lleva el ombligo hacia dentro para curvar la espalda. Inspira profundamente.

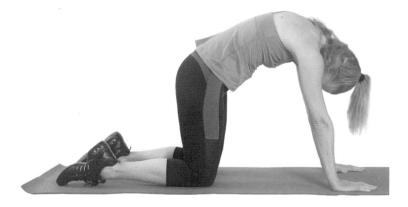

Espira y relaja el cuerpo lentamente volviendo a la posición inicial.

Repite si lo deseas.

Elongación de todo el cuerpo

Para todo el cuerpo

Prueba a hacer este estiramiento mientras escuchas música relajante.

La postura: Túmbate en una colchoneta con un cojín bajo la cabeza, en caso de que lo necesites. Céntrate en inspirar y espirar despacio por la nariz. Extiende los brazos hacia atrás tanto como puedas mientras te resulte cómodo.

Alarga las piernas lo más posible. Estira todo el cuerpo al máximo a la vez que respiras de manera cómoda. Acuérdate de centrar la atención en la respiración.

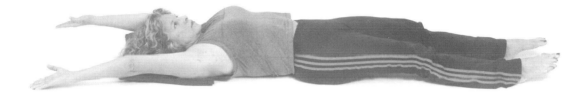

Índice alfabético

Agradecimientos

Quiero dar las gracias especialmente a Casie Vogel, por su visión y por hacer realidad este libro. Mi más sincero agradecimiento a Claire Chun y a su equipo de edición, Lily Chou, Shayna Keyles y Renee Rutledge, por su atención al detalle. También quiero agradecer a nuestros modelos, Vivian Gunderson, Jack Holleman, Michael o'Meara, Phyllis Ritchie y Toni Silver, su paciencia y esfuerzo. Por último, quiero expresar mi gratitud a Anja Ulfeldt de Rapt Productions y Robert Holmes, por haber captado la esencia de los estiramientos.

Sobre el autor

El doctor Karl Knopf (o Dr. Karl, como lo llamaban sus alumnos) fue director del programa de fitness terapéutico del Foothill College durante casi cuarenta años. Durante el tiempo que desempeñó ese cargo, recibió varios premios a la excelencia en la enseñanza. En 2013 se jubiló. En sus más de cuarenta y cinco años como profesional de la salud y del fitness, ha trabajado en casi todos los aspectos de la industria, lo que incluye haber ejercido como entrenador personal (antes de que se creara ese término), fisioterapeuta en un hospital de veteranos y asesor del estado de California, además de recibir varias subvenciones de Institutos Nacionales de la Salud de Estados Unidos.

El doctor Knopf ha participado como conferenciante habitual en congresos nacionales y hospitales regionales de EE.UU., y ha aparecido en el programa *Sit and Be Fit* de la televisión pública, así como en su propio programa de radio. A lo largo de los años, ha concedido entrevistas para muchas publicaciones de medios impresos, como *Los Angeles Times* y *San Jose Mercury News*, y ha colaborado con el *Wall Street Journal* en temas relacionados con el fitness en personas mayores y personas con discapacidad. Sigue escribiendo artículos y recibiendo solicitudes para ser entrevistado. Sus libros de Ulysses Press (*Make the Pool Your Gym, Weights for 50+*, y *Core Strength for 50+*) se promocionan en el boletín informativo sobre salud de la Universidad Tufts.

Actualmente, el doctor Knopf es el director de las áreas de fitness terapéutico y fitness para la tercera edad de la Asociación Internacional de Ciencias del Deporte y forma parte de la junta ejecutiva de *Sit and Be Fit*. Con sus más de 65 años, el doctor Knopf es el vivo ejemplo de sus enseñanzas. Todavía levanta pesas y practica ciclismo y natación todos los días, pese a convivir con problemas crónicos de espalda y de dolor desde hace más de treinta años. Conoce bien la importancia de realizar estiramientos diarios y de mantenerse activo para evitar la cirugía y la dependencia excesiva de analgésicos. Cree firmemente que lo que hacemos hoy determina nuestra salud y capacidad funcional del día de mañana. Su lema es «¡Aunque no estemos aquí mucho tiempo, si nos cuidamos bien, no envejecemos!». ¡Que disfrutes los estiramientos!